ÉRYTHÈME NOUEUX

ET

TUBERCULOSE

ÉRYTHÈME NOUEUX

ET

TUBERCULOSE

PAR

Le Dr Charles CROZAT

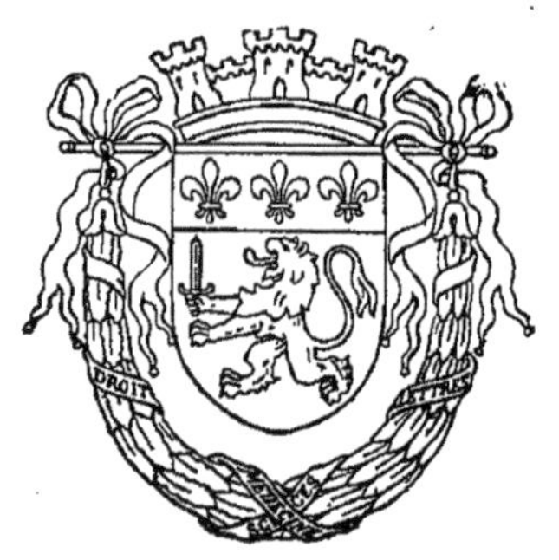

LYON
A. REY, IMPRIMEUR-ÉDITEUR DE L'UNIVERSITÉ
4, RUE GENTIL, 4

1914

A MON PÈRE ET MA MÈRE

A MES PARENTS ET AMIS

A MES MAITRES

A MONSIEUR LE PROFESSEUR PIC

Il nous inspira cette thèse et nous fait aujourd'hui l'insigne honneur de la présider. Nous le prions d'accepter l'expression de notre plus profonde reconnaissance.

INTRODUCTION

L'existence d'un érythème noueux, d'origine tuberculeuse, semble actuellement admise par tout le monde : c'est tout au moins l'impression que laisse la seule lecture des titres d'une série d'articles et de thèses que nous aurons l'occasion de citer.

N'y a-t-il donc plus rien à dire sur la question ? Ou bien un nouveau travail peut-il être autre chose que l'exposé plus ou moins complet de notions classiques?

Nous croyons, pour notre part, que le champ de l'érythème noueux est loin d'être entièrement défriché.

Si la symptomatologie, d'ailleurs si simple, en est bien établie, si l'étiologie en a vu se dégager « la plupart de ses inconnues », il reste encore à fouiller bien des côtés de la maladie qui nous occupe.

C'est ainsi que le pronostic lointain de l'érythème noueux est tout à fait incertain : on sait qu'il est souvent suivi, à échéance parfois assez brève, d'une granulie plus ou moins généralisée, mais on ignore avec quelle fréquence, dans quelles conditions. La reproduction expérimentale de l'érythème noueux a été obtenue par des injections locales de tuberculine ou de bacilles de Koch ; mais, chez le malade, il n'y a pas d'inoculation locale, au moins exogène, et on n'a encore pu, par une action d'ordre général sur l'organisme, amener chez l'animal l'éruption de nodules typiques.

Mais ce sont là des recherches que nous n'avons pas eu le loisir d'entreprendre. Plus modestement, nous nous sommes borné à une série de questions, que les moyens d'étude que nous possédions mettaient mieux à notre portée. Tout d'abord, nous avons été surpris, en lisant les travaux des auteurs parisiens, et surtout les plus récents, de ne jamais voir citer le nom du Maître lyonnais, qui le premier affirma la nature tuberculeuse de certains érythèmes noueux. Cette constatation nous a inspiré le désir de reprendre entièrement l'historique de la question, en essayant d'attribuer à chacun, et en particulier à Poncet, ce qui lui revenait.

Et les recherches bibliographiques nous ont encore montré que, même actuellement, quelques-uns doutaient de l'existence ou de la fréquence de l'érythème noueux tuberculeux. Nous avons donc réuni en faisceau toutes les preuves cliniques ou biologiques qui ont été données et que nous n'avons jamais vues rassemblées : pas plus que le nom de Poncet, les travaux parisiens ne citent, en effet, en cette matière, le séro diagnostic tuberculeux d'Arloing et P. Courmont.

Enfin, l'existence de l'érythème noueux bien admise, il nous a semblé qu'il ne fallait pas oublier les érythèmes non tuberculeux. Le fait que les pleurésies séro-fibrineuses sont le plus souvent d'origine tuberculeuse, n'empêche pas qu'il y ait des pleurésies d'autre nature. L'intérêt est de connaître le degré de fréquence des manifestations tuberculeuses pleurales ou cutanées par rapport à celles qui ont une autre origine. Nous n'avions pas un nombre de cas suffisant pour pouvoir faire une statistique exacte, qui devrait porter sur des centaines de cas, et comprendre non seulement la clientèle hospitalière d'un service de médecine générale, mais encore celle des services de dermatologie.

Nous avons simplement essayé de montrer par l'ensemble des observations que le Professeur Pic a bien voulu nous permettre de publier, que l'érythème noueux tuberculeux était extrêmement fréquent par rapport aux autres, à tel point que l'on peut dire avec le Professeur Pic que « en clinique, tout érythème noueux survenant en apparence spontanément est tuberculeux, au même titre qu'une pleurésie, par exemple, survenant dans les mêmes conditions ».

ÉRYTHÈME NOUEUX

ET

TUBERCULOSE

CHAPITRE PREMIER

HISTORIQUE

Comme pour un grand nombre de maladies, c'est au père de la médecine, à Hippocrate, qu'il faut remonter pour trouver la première mention, au moins implicite, du syndrome qui nous occupe. Il avait remarqué qu'au décours des attaques rhumatismales, peuvent se montrer un assez grand nombre d'éruptions, et il les considérait comme un phénomène critique annonçant une heureuse terminaison de la maladie.

Après lui, Galien, puis les médecins arabes notent une nouvelle modalité des rapports entre éruption et douleurs rhumatismales : la première ne survient plus à la fin des secondes, mais les accompagne et évolue en même temps qu'elles. De phénomène critique terminal, l'éruption passe au rang de symptôme intégrant de la maladie et plus tard Musgrave la considérera comme un témoin des efforts que fait l'organisme pour se débarrasser des humeurs arthritiques.

Mais il faut venir à Schönlein pour voir décrire avec précision l'érythème noueux. Sous le nom de péliose rhumatismale, il en fait une manifestation cutanée, associée à des douleurs, et causée par le froid et l'humidité.

C'est encore au rhumatisme articulaire aigu que Bouillaud, et plus près de nous Cornil (1862) rattachent l'érythème noueux, en même temps que l'érythème papuleux et l'urticaire.

Cependant, dès 1845, Fuchs, véritable précurseur des opinions actuelles, admet que l'érythème noueux peut survenir à la suite de maladies fébriles de nature diverse.

Lewin (1878) en fait une affection réflexe, à point de départ variable, souvent génital, utérin ou uréthral.

Angioneurose, affection secondaire, affection rhumatismale, voici déjà énoncées les trois théories qui vont lutter avec des fortunes diverses jusqu'à ces dernières années.

Mais jusqu'à Lewin on n'a considéré l'éruption que, pour ainsi dire, comme un épiphénomène. Elle ne constitue pas la maladie, c'est un symptôme accidentel au cours de celle-ci. Germain Sée le premier donne à l'exanthème la place qui lui revient. Il montre que les douleurs au cours de l'érythème noueux sont différentes des arthropathies du rhumatisme articulaire aigu. Elles n'empêchent pas les mouvements spontanés ou provoqués, elles n'ont pas le caractère erratique que l'on retrouve dans la maladie de Bouillaud. Il admet, d'autre part, un autre caractère distinctif, qui malheureusement n'est pas exact comme le montreront plusieurs de nos observations : il n'y aurait pas de récidives de l'érythème noueux. Talamon se range à l'opinion de G. Sée et classe nettement l'érythème noueux parmi les pseudo-rhumatismes infectieux. Quant à Trousseau, il va plus loin et en fait une entité morbide spéciale, comparable aux fièvres éruptives. Paulouch lui attribuera un caractère contagieux, qu'en 1892 Lannois discutera encore.

Il y a trente ans, de Molènes-Mahon dans sa thèse (1884), représentait les idées régnantes en disant : « L'érythème noueux pour la plupart des auteurs, surtout français, est une dermopathie rhumatismale, et pour certains auteurs allemands, une angioneurose. »

La conception d'un érythème noueux d'origine tuberculeuse n'avait pas encore germé.

Cependant quelques observations rapportées comme des faits isolés auraient dû être reliées les unes aux autres et attirer l'attention.

Uffelmann, en 1872, cite plusieurs cas d'érythème noueux survenu chez des sujets issus de familles tuberculeuses.

Quatre ans plus tard, il donne trois observations dans lesquelles l'éruption fut suivie, à très bref délai, d'une tuberculose généralisée fatale. C'est ce qu'il appelle : « die ominose Form des Erythema nodosum ».

En 1876, Œhme rapporte un cas semblable : une fillette de quinze ans, anémique, tousseuse, meurt d'une tuberculose de la pie-mère, six semaines après la disparition de son érythème noueux.

De même Schmitz (1882) voit une tuberculose pulmonaire mortelle suivre, à bref délai, les phénomènes cutanés. Une seconde observation concerne son propre fils, qui, quelques semaines après un érythème noueux, meurt de méningite vérifiée à l'autopsie.

Goldscheider (1882) constate encore une tuberculose miliaire quelques jours après un érythème noueux.

D'autres fois, ce n'est pas une granulie, c'est seulement une poussée plus ou moins grave de tuberculose pulmonaire que l'on voit apparaître après l'éruption ou même coïncider avec elle.

Lailler avait signalé chez une femme de vingt-deux ans, une série de poussées successives de purpura et d'érythème noueux au début de sa phtisie.

Altemaire voit les premiers symptômes nets de tuberculose pulmonaire se manifester trois ans après l'érythème; Baumler (1892), quelques jours après.

A citer encore les observations de Comby (1890) : coïncidence de phénomènes d'entérite tuberculeuse avec un érythème noueux chez une fillette ; d'Oppert (1890), érythème noueux prémonitoire d'une méningite tuberculeuse.

A ce moment, on commence à s'apercevoir de la fréquence de l'érythème noueux chez les tuberculeux, et plusieurs travaux inauguraux en tiennent compte.

Jouillie étudie dans sa thèse (Paris, 1892) les érythèmes noueux secondaires parmi lesquels il fait place à l'érythème noueux chez les tuberculeux. A peu près en même temps Buisine (th. Bordeaux, 1892 : *Etude du purpura et de l'érythème noueux dans la tuberculose)* admet que ces accidents ne sont pas rares, mais, pour lui, s'ils surviennent chez les tuberculeux, ils ne semblent pas d'origine tuberculeuse et, pour les expliquer, il fait intervenir les intoxications, les infections, la cachexie.

Lévy (th. Paris, 1894-1895) considère l'érythème noueux comme un syndrome, qui trouve sa cause soit dans une maladie primitive, dépendante de la maladie de Hébra, évoluant avec les allures d'une maladie infectieuse, soit dans une intoxication, ou bien qui est secondaire à une maladie aiguë ou chronique. « Il est alors dû, soit à une infection secondaire, soit à la maladie elle-même. » Il semble, à ce moment, que l'auteur va au moins émettre l'hypothèse d'un érythème noueux d'origine tuberculeuse. Il n'en est rien, et il ne cite comme de même nature que la maladie primitive que l'érythème noueux palustre.

On constate un léger progrès dans la thèse de Schamaun *(Erythème noueux et tuberculose*, Paris, 1897). Malgré qu'il eût observé des poussées actives pendant l'éruption : hémoptysies fonte d'un sommet, granulie généralisée, il admet l'hypothèse suivante : dans la tuberculose ouverte, cavitaire, l'érythème noueux est dû à une infection secondaire, dont le foyer est la lésion tuberculeuse au sein de laquelle se sont développés les microbes des bronches. Mais s'il y a infection secondaire, l'agent microbien ne se trouve pas au niveau de la lésion cutanée, sans quoi on observerait des suppurations fréquentes. Il agit par les toxines qu'il sécrète, et qui vont impressionner les centres vasomoteurs. L'auteur les assimile aux ectasines et aux anectasines de Bouchard. Des centres nerveux dépend l'éruption, comme le veut la théorie angioneurotique de Kœbner (1869), Landois, Lewin (1878), à laquelle Schamaun se rallie.

Cependant, il n'y a pas toujours infection secondaire dans les tuberculoses au début, accompagnées d'érythèmes noueux.

Schamaun admet, sans grande conviction d'ailleurs, que le rôle des toxines microbiennes banales est rempli par la tuberculine. Cette opinion bien timide et accompagnée de bien des restrictions ne fait d'ailleurs pas son chemin puisqu'en 1902, Rousseau (th. Bordeaux) n'admet pas la nature tuberculeuse de l'érythème noueux, et se contente de distinguer un érythème prétuberculeux et un érythème au cours de la tuberculose.

En somme, en 1902, pour tous les auteurs, si l'érythème noueux est fréquent au cours de la tuberculose ou même avant son début, l'origine de l'affection cutanée, encore mal établie, doit être recherchée en dehors du bacille de Koch et de ses toxines, sauf peut-être dans quelques cas très rares.

C'est en 1902, que Poncet présente, à Paris, à l'Académie de Médecine son premier cas d'érythème noueux d'origine tuberculeuse.

Il s'agit d'un « phtisique pulmonaire, atteint depuis dix-sept mois d'une double pleurésie... un des plus beaux types que l'on puisse rencontrer de rhumatisme tuberculeux, avec localisation sur un grand nombre d'articulations et en particulier sur la peau et le tissu cellulaire sous-cutané ». Cet individu présentait des nodosités des plus caractéristiques comme érythème noueux.

L'année suivante, il écrivait avec Mailland : « Il semble que l'intoxication bacillaire ait, parmi tant d'autres caractéristiques, celle de modifier profondément l'état de la circulation et de la sécrétion cutanée ; des éruptions diverses, des érythèmes noueux, papuleux, etc., ne sont pas exceptionnels chez les tuberculeux. »

Enfin, en 1905, dans la thèse de Pons il reprend entièrement la question. S'appuyant sur dix observations personnelles et sur quelques autres glanées dans la littérature, par la clinique, par l'anatomie pathologique, par les moyens de laboratoire alors connus (séroréaction et injection sous-cutanée de tuberculine) il établit la nature tuberculeuse de l'érythème noueux. Quelques unes de ses observations sont particulièrement intéressantes. Tout d'abord la première, où une biopsie fut pratiquée qui permit à Louis Dor de déceler, dans un nodule sous-cutané, à côté de lésions inflammatoires simples, une cellule géante typique.

L'observation VIII constitue pour ainsi dire un érythème noueux expérimental : chez une jeune fille, « à la suite d'injections de tuberculine, faites dans le but d'assurer le diagnostic entre chlorose et bacillose, se déclarent des phénomènes nerveux intenses et graves », qui font porter le diagnostic de méningite.

Huit jours après, ces phénomènes ayant disparu, se montre une poussée d'érythème noueux typique avec douleurs articulaires. Il ne semble pas possible de nier une relation de cause à effet entre les injections de tuberculine et l'éruption cutanée.

Il concluait enfin avec Pons que l'érythème noueux

est « une des manifestations les plus apparentes du rhumatisme tuberculeux ; abarticulaire... » qu'il constitue « une lésion toxinienne d'origine bacillaire ».

Telle est l'œuvre de Poncet. Plus tard, on pourra apporter quelques preuves nouvelles tirées de l'ophtalmo ou de l'intradermo-réaction, tenter des reproductions expérimentales, discuter sur la présence ou l'absence du bacille de Koch dans la lésion : la découverte de l'origine tuberculeuse est faite et bien établie.

Mais elle semble ignorée hors du sein de l'école Lyonnaise, et il faudra attendre 1907, pour voir M. Landouzy la retrouver : à cette époque, on inscrivait couramment le diagnostic « érythème noueux d'origine tuberculeuse », dans certains services de l'Hôtel-Dieu de Lyon : les observations que le professeur Pic a bien voulu mettre à notre disposition nous le montreront plus loin.

Avant M. Landouzy se placent deux travaux étrangers, tous deux remarquables et dont l'un au moins est peu souvent cité : en 1903, Panichi, de Florence, fait une étude très complète de seize cas d'érythème polymorphe qu'il étudie aux points de vue chimique, bactériologique et hématologique. Parmi ces observations, trois concernent des érythèmes noueux et sont inscrites sous le titre : « Tuberculose : érythème noueux ».

Dans les trois cas la réaction à la tuberculine a été assez vive et l'auteur n'hésite pas à rapporter à la tuberculose l'étiologie de ces trois cas.

En janvier 1907, Hildebrandt observe un tuberculeux chronique chez qui est survenu un érythème noueux ; cherchant l'agent de la maladie dans le sang du malade, il fait des hémocultures en milieux divers qui restent négatives ; tandis que l'injection dans le péritoine du cobaye de 1 centimètre cube de sang amène la mort de l'animal par tuberculose généralisée.

La bacillémie était ainsi démontrée au cours de l'érythème noueux.

En août 1907, M. le professeur Landouzy fait, au Congrès de Reims, une communication sur les « érythèmes noueux, polymorphes, bacillaires ».

S'appuyant sur « la grande fréquence des poussées évolutives tuberculeuses, pulmonaires, cardio-vasculaires, précédant, accompagnant ou suivant l'éruption nodulaire », il annonce que ces érythèmes sont tuberculeux, mais dépendent d'une tuberculose atypique et analogue à la typho-bacillose et pouvant parfois guérir sans laisser de traces.

Ce sont les arguments cliniques de Poncet, il y manque la cellule géante de L. Dor, il y manque les épreuves de laboratoire et notamment la séro-réaction d'Arloing et P. Courmont.

Il y a cependant une différence entre la conception de Poncet et celle de M. Landouzy. Pour Poncet la lésion est toxinienne, M. Landouzy la considère comme une manifestation locale d'une septicémie bacillaire, et pour lui le microbe semble nécessairement devoir se trouver dans la lésion.

Ainsi reprise par M. Landouzy, la notion de l'érythème noueux bacillaire fait son chemin et les travaux confirmatifs s'accumulent.

En 1908, M. Landouzy lui-même et Laederich publient l'observation d'un groom atteint de « phtisie septicémique subaiguë, avec déterminations pulmonaires, pleurales, cutanées (érythème noueux), périostées, articulaires, endocardiaques et péricardiaques ».

M. Gougerot, élève de M. Landouzy, observe la réactivation d'éléments anciens et l'apparition d'éléments nouveaux à la convalescence d'un érythème noueux après une injection sous-cutanée de tuberculine. Puis au cours de recherches d'ensemble sur la reproduction expérimentale des tuberculides cutanées, il arrive par frottis de cultures pures de bacilles de Koch sur la peau épilée du cobaye, à obtenir des éléments nodulaires et dermo-épidermiques ressemblant aux érythèmes indurés, « restant indurés durant toute leur évolution et finissant par se résorber sans laisser de cicatrice ».

L'année 1909 occupe une large place dans l'histoire de l'érythème noueux. A l'occasion d'une communication de MM. Chauffard et J. Troisier sur l'érythème noueux expérimental par injection intradermique de tuberculine ; une discussion s'engage devant la Société médicale des Hôpitaux de Paris. Il s'agissait dans cette communication d'une fillette de dix-huit ans, atteinte d'érythème noueux polymorphe, avec douleurs diffuses et présentant d'autre part un foyer ancien de sclérose bacillaire du poumon droit et un rétrécissement de l'artère pulmonaire très probablement aussi d'origine bacillaire.

Chez cette jeune fille l'intradermo-réaction fut faite trois fois, loin de tout nodule préexistant. Chaque fois on voyait en vingt-quatre heures « l'apparition locale d'une tache érythémateuse qui très rapidement devenait un noyau infiltré, indolent, rouge vif d'abord, puis violacé et de teinte progressivement atténuée, presque ecchymotique à la fin de son évolution ». En injectant une goutte de sérum physiologique, ou une goutte de toxine typhique ainsi que le dirent plus tard les auteurs, on ne produisait pas trace d'érythème.

De l'identité des lésions cutanées les auteurs tirent la preuve d'une étiologie identique, bacillaire.

Mêmes lésions, absolument identiques à celles de l'érythème noueux, sont obtenues par M. Laignel-Lavastine, non plus chez des individus atteints d'érythème, mais chez des tuberculeux quelconques, par l'intradermo-réaction. La réaction obtenue, quand elle est positive, est rangée par M. Laignel-Lavastine dans une des quatre classes suivantes :

Réaction légère ;
Réaction typique ;
Réaction avec cocarde ;
Réaction avec nouure.

Celles-ci sont absolument comparables à l'élément caractéristique de l'érythème noueux.

Sur 41 malades, M. Laignel-Lavastine obtient 11 réactions avec nouures et celles-ci « à l'exception de quatre phtisiques ont atteint des individus relativement résistants ou même en apparence indemnes de tuberculose clinique ».

L'intradermo-réaction reproduit donc « souvent l'élément caractéristique de l'érythème noueux de la clinique et, semble-t-il, d'autant plus facilement que les sujets sont plus résistants ».

Ces conclusions furent attaquées par MM. Thibierge et Gastinel qui prétendaient démontrer la non-spécificité de l'intradermo-réaction. Nous reprendrons plus tard cette discussion. Disons seulement que MM. Barbier et Lian, M. Paul Carnot, M. Chauffard et Troisier plaidèrent en faveur de l'intradermo et de l'origine tuberculeuse de l'érythème noueux, de même que M. Marfan, dans une leçon clinique reproduite par la *Presse Médicale* du 26 juin 1909.

Les conclusions de ces débats furent en somme les deux thèses de Mallein et de Mlle Perel (1909-1910). Tous deux admettent une variété d'érythème noueux assez fréquente survenant au cours d'une tuberculose plus ou moins latente et que la clinique et le laboratoire conduisent à considérer comme une manifestation cutanée d'une septicémie bacillaire atténuée.

A noter que dans sa thèse Mlle Perel cite une seule fois le nom de Pons, sans parler de ses travaux, et pas du tout de Poncet.

La discussion de la Société médicale des Hôpitaux de Paris a son pendant à la Société médicale des Hôpitaux de Lyon en 1911 ; tandis qu'à Paris l'intradermo-réaction faisait tous les frais, à Lyon la discussion porte à la fois sur la clinique et sur les résultats de séro-diagnostic tuberculeux d'Arloing et P. Courmont. Elle fut amorcée par la présentation de six observations de MM. J. Courmont, P. Savy et Charlet concernant six érythèmes noueux survenus chez des individus soit cliniquement tuberculeux, soit deveuus tuberculeux dans la suite. Dans les six cas, le séro-diagnostic fut très positif.

A la même séance, M. le Professeur Pic apportait les neuf observations d'érythème noueux qu'il avait eu l'occasion de soigner dans son service de 1907 à 1911. Toutes les neuf étaient inscrites sous la rubrique : érythème noueux d'origine tuberculeuse et à part trois cas où l'on n'avait pu examiner le sang, dans toutes les autres, le séro-diagnostic avait été positif et même fortement positif. Le Professeur Pic concluait : « que l'origine tuberculeuse de l'érythème noueux survenant en dehors de toute infection ou intoxication évidente est actuellement démontrée ».

«.... En clinique, tout érythème noueux survenant en apparence spontanément est tuberculeux au même titre qu'une pleurésie, par exemple, survenant dans les mêmes conditions. »

M. le Professeur Lesieur a également observé plusieurs cas d'érythème noueux d'origine évidemment tuberculeuse. Quant au bacille d'Achalme-Thiroloix, qu'il avait retrouvé avec M. le Professeur Pic dans un cas de rhumatisme cérébral, il l'a cherché ainsi que les autres microbes dits « du rhumatisme », mais sans jamais les rencontrer dans plusieurs cas d'érythème noueux ou polymorphe.

Quelques semaines après, MM. Lyonnet et Martin apportaient trois nouvelles observations où l'étiologie tuberculeuse était attestée par la clinique et le séro-réaction.

Toutes les observations lyonnaises publiées et deux observations inédites de Poncet sont rassemblées dans une revue générale d'Alamartine, au cours de laquelle l'auteur, après tous les autres Lyonnais, réclamait la priorité en faveur de son maître Poncet.

Parmi les travaux les plus récents, nous citerons

une observation de M. Sezary concernant un nouveau cas de méningite tuberculeuse consécutive à un érythème noueux. A cette occasion, rappelant que l'érythème noueux s'accompagne souvent de lymphocytose du liquide céphalo-rachidien : il se demande si l'irritation méningée ne serait pas constante, la première en date, et si l'éruption ne serait pas fonction de l'atteinte méningée, comme le zona l'est d'une méningo-poliomyélite postérieure. Il rappelle l'observation de Poncet (th. de Pons) dans laquelle un tuberculeux pulmonaire à la suite d'injection de tuberculine présente des phénomènes méningés graves et, à leur rétrocession, un érythème noueux typique.

A l'étranger, Pollak (de Vienne) examine en 1913 42 enfants atteints d'érythème noueux et, pour faire un diagnostic étiologique, s'adresse à la tuberculine. Il a 42 réactions positives et conclut que l'érythème noueux ne s'observe que chez les tuberculeux et qu'il s'agit là d'une affection tuberculeuse de la peau.

Chez nous, M. Aubert (d'Arcachon) appelle l'attention sur la valeur séméiologique de l'érythème noueux : non seulement il est tuberculeux, mais il est l'indice d'une tuberculose grave qui évoluera rapidement si on ne la soigne dès l'érythème, presque préventivement, pourrait-on dire, si l'on ne s'en rapporte qu'aux symptômes habituels de la tuberculose pulmonaire.

Enfin, en novembre 1913, M. le Professeur Landouzy publie l'observation d'un malade chez qui il fait l'excision d'un nodule, en examine un fragment au microscope et y retrouve un bacille de Koch emprisonné dans un coagulum, dans la lumière d'un vaisseau. Tout autour, il note des lésions inflammatoires vives, sans cellules géantes, de l'endopériartérite intense. Le reste du nodule inoculé au cobaye, après écrasement, donne des lésions tuberculeuses généralisées. Des hémocultures sont restées stériles, et 10 centimètres cubes de sang inoculés dans le péritoine de deux cobayes n'ont rien donné.

L'article de M. Landouzy, où le nom de Poncet n'était toujours pas cité, appelle une nouvelle revendication de MM. L. Dor et Leriche, en faveur de leur maître.

Ainsi donc, les idées de Poncet triomphent : après les données de la clinique et les diverses réactions de laboratoire, la présence du microbe au niveau de la lésion vient confirmer l'origine tuberculeuse de l'érythème noueux.

Et cependant, à l'étranger, quelques auteurs essaient, sinon de nier, au moins de restreindre le rôle de la bacillose.

Otto Brian, qui pourtant a trouvé le bacille de Koch dans le sang d'une malade par l'inoculation au cobaye, admet que la tuberculose « n'intervient vraisemblablement à titre de facteur étiologique que dans une minorité de cas ».

Moro (d'Heidelberg), parce qu'il a eu 4 réactions négatives à la tuberculine sur 30 cas, conclut que « la nature et l'essence de l'érythème noueux sont encore obscures ; on ne peut considérer cette affection comme une tuberculide ; sa manifestation ne peut même pas être assimilée à une allergie tuberculeuse des tissus : la tuberculose intervient assurément comme cause prédisposante, mais elle n'est pas la maladie elle-même ».

Nous allons donc essayer de nous rendre compte de la fréquence de l'érythème noueux tuberculeux, par rapport aux mêmes syndromes d'autre origine. Mais, auparavant, nous passerons systématiquement en revue les divers ordres de preuves de la nature tuberculeuse de l'érythème, que nous n'avons fait jusqu'ici que mentionner au hasard de la chronologie.

CHAPITRE II

NATURE TUBERCULEUSE DE L'ÉRYTHÈME NOUEUX

Les preuves de la nature tuberculeuse de l'érythème noueux sont tirées de la clinique, des épreuves de laboratoire, et de l'expérimentation. Jusqu'à maintenant, et tant qu'on n'aura pas trouvé de médication vraiment spécifique de la tuberculose, les preuves d'ordre thérapevtique manquent.

Nous serons bref en ce qui concerne les données cliniques. Au cours de notre historique, nous les avons suffisamment développées pour ne pas y revenir trop longuement. Qu'il nous suffise de dire que l'érythème polymorphe peut survenir dans des conditions bien différentes : ou bien il survient à titre de première manifestation bacillaire, et le porteur ne deviendra que plus ou moins tard un tuberculeux ; ou bien il survient chez un individu nettement tuberculeux depuis longtemps. C'est, en somme, la vieille classification en érythème prétuberculeux et érythème chez un tuberculeux. Dans le dernier cas, la tuberculose peut siéger partout, aux poumons, au squelette, aux articulations. Ce sont des observations de ce genre qui ont attiré l'attention des premiers cliniciens. Mais elles nous semblent moins démonstratives que les autres : comme le fait remarquer Mallein, il s'agit simplement de tuberculeux, dont l'évolution de la maladie est traversée par un incident qui est l'érythème.

Au contraire, comment ne pas être frappé de voir un individu, parfaitement sain en apparence, être emporté en quelques jours, au déclin d'un érythème noueux, par une méningite, une granulie, ou, en quelques semaines, par une tuberculose pulmonaire à marche très rapide ? Il est vrai heureusement que l'évolution n'est pas toujours aussi accélérée, et souvent un érythème noueux n'amène que quelques mois après lui les signes d'une tuberculose pulmonaire, qui évoluera à la façon habituelle ; ou bien, l'infection délaissant le poumon donnera une tumeur blanche sur le membre où a prédominé l'éruption (Franceschi).

Mais, en dehors de ces deux modalités étiologiques classiques, nous voudrions faire une place à l'érythème noueux survenant non plus chez un tuberculeux, selon l'acception ordinaire du mot, mais chez un individu atteint de tuberculose inflammatoire, de tuberculose non folliculaire.

Le premier malade, dont Poncet présenta l'observation à l'Académie de Médecine, rentrait dans cette catégorie, avec ses polyarthrites à allure chronique. Dans les observations du professeur Pic, nous retrouverons des cas où le malade est entré, au moins en apparence, dans la tuberculose par le rhumatisme tuberculeux. Il nous semble même que ces cas sont plus nombreux que ceux où le malade a eu des accidents pulmonaires typiques avant son érythème.

Mais en dehors de la clinique, à qui l'on n'a pas manqué d'objecter qu'elle ne fournissait que des probabilités plutôt que des preuves, on a cherché des arguments en faveur de la nature tuberculeuse de l'érythème noueux. Le meilleur de ces arguments est évidemment la constatation du microbe *in situ*. Souvent poursuivie, elle n'a été obtenue que par M. Landouzy en 1913, et le seul bacille de Koch, qu'il a vu dans un vaisseau, a évidemment une valeur considérable. Les résultats négatifs des autres auteurs ne doivent pas trop nous étonner. La recherche du bacille de Koch a surtout été faite sur coupes, et l'on sait que dans ces conditions, il est très fréquent que le microscope ne montre rien, alors qu'un fragment identique du même organe est virulent pour le cobaye.

Peut-être si l'on employait des procédés de recherche directe plus sensibles, tels que l'examen sur lames du culot de centrifugation du liquide obtenu par digestion à l'antiformine d'un nodule, pourrait-on obtenir des résultats plus fréquemment.

A défaut du bacille de Koch, on a recherché les formations histologiques spéciales qu'il provoque au sein des tissus. Ici encore, nous n'avons qu'un résultat positif, celui de M. L. Dor qui, chez le malade de l'observation I de la thèse de Pons, trouva une cellule géante typique. A ce moment, cellule géante était synonyme de tuberculose.

Actuellement, on sait bien depuis les travaux de MM. Nicolas et Favre qu'elle peut se trouver aussi dans la syphilis et même dans d'autres affections (mycoses, injections chez l'animal de poudre de poivre de

Hyp. Martin. Il n'en reste pas moins que la constatation de M. L. Dor garde toute sa valeur chez une femme nullement suspecte de syphilis.

A côté des recherches de M. Dor, signalons celles de M. Troisier et de Mlle Perel, qui ont étudié comparativement l'histologie du nodule d'érythème et du nodule consécutif à l'intradermo-réaction tuberculinique. Les deux lésions sont absolument semblables. A ce propos, nous ferons remarquer qu'il est impossible de tirer argument de la cellule géante de Dor en faveur de la pathogénie microbienne ou toxinique de l'érythème, puisqu'en 1908 Zieler obtenait des lésions à cellules géantes par cuti-réaction avec des dialysats de cultures de tuberculose et que MM. Pehu et Gardère constaté dans des nodules d'intradermo-réaction des cellules géantes typiques.

Au lieu des recherches microscopiques directes, souvent décevantes en matière de tuberculose, surtout inflammatoire, on s'est adressé à l'inoculation qui semblait devoir donner plus de satisfaction.

Les inoculations de la lésion elle-même ont été faites bien des fois et dans la grande majorité des cas n'ont pas donné de résultats positifs. Les nodules prélevés par biopsie ont été injectés sous la peau ou dans le péritoine du cobaye, après avoir été broyés ou non ; on les a injectés en totalité, ou seulement leur suc. Ces inoculations avaient déjà été faites par Poncet ; après lui, Mlle Perel, Mallein, Otto Brian et bien d'autres les ont reprises, mais sans jamais tuberculiser le cobaye. Seul Landouzy, inoculant après écrasement un fragment de la nodosité dans laquelle le microscope lui avait montré un bacille de Koch, obtint un résultat positif. Le cobaye fut sacrifié le soixante-dixième jour après l'inoculation, il présentait un chancre local fourmillant de bacilles de Koch typiques ; dans la rate, le foie et les poumons, on constatait la présence de nombreux tubercules et granulations.

Ne trouvant pas le bacille dans le nodule, de nombreux auteurs l'ont recherché dans le sang et en effet les résultats furent certes non constants, mais plus fréquents. Les hémocultures ont souvent été faites ; il ne fallait pas espérer y trouver le bacille de Koch qu'on ne sait pas encore cultiver directement à partir du sang ; mais leurs échecs ne manquent pas de valeur ; ils éliminent une septicémie à microbe pathogène banal, facilement cultivable ; ils éliminent surtout le microbe d'Achalme-Thiroloix, dit « du rhumatisme », que M. le Professeur Lesieur a recherché sans succès par les méthodes appropriées, notamment cultures en lait, cultures anaérobies. La seule façon vraiment probante de rechercher le bacille de Koch dans le sang étant l'inoculation au cobaye, c'est à elle que l'on s'est adressé, et les mêmes auteurs qui avaient pratiqué les inoculations de nodules ont inoculé le sang de leurs malades. Deux ont réussi, Hildebrandt et Otto Brian.

Le premier tuberculise le cobaye par inoculation de 1 centimètre cube de sang d'un tuberculeux pulmonaire atteint d'érythème. Les conclusions tirées par Hildebrandt de cette expérience peuvent être critiquées et l'on peut dire qu'elle démontre la tuberculose du sujet, non l'origine tuberculeuse de l'érythème, quoiqu'il soit bien rare d'observer au cours de la tuberculose chronique uniquement pulmonaire des poussées bacillémiques assez fortes pour que 1 centimètre cube de sang du malade amène la mort du cobaye.

L'observation d'Otto Brian échappe à ces critiques, car elle concerne une malade qui n'avait aucun signe clinique de tuberculose ancienne ou récente pulmonaire ou extrapulmonaire. Cette femme ayant été atteinte d'érythème noueux, Otto Brian, pendant la période de régression de l'érythème, lui retire 20 centimètres cubes de sang qu'il injecte sous la peau de trois cobayes. Deux des cobayes meurent en 12 et 13 jours, et présentent une hypertrophie ganglionnaire locale avec nombreux bacilles de Koch à la coupe. Le troisième meurt en 22 jours avec de gros ganglions, où l'on ne peut retrouver de bacilles.

A noter la marche extrêmement rapide de l'affection tuberculeuse dans ce cas chez le cobaye. Les animaux ne présentaient naturellement pas de manifestations macroscopiques de tuberculose viscérale après un laps de temps aussi court.

Mentionnons que Brian fit neuf autres essais d'inoculation au cobaye, avec le sang d'autres malades, mais sans succès.

Pourquoi y a-t-il tant de résultats négatifs ? Pour nous en rendre compte, nous prendrons comme exemple les inoculations de nodules et de sang que rapporte dans sa thèse Mlle Perel et qu'elle a faites en collaboration avec M. J. Troisier.

Elle a inoculé quatre fois un matériel nodulaire prélevé par biopsie :

1 nodule sous la peau du cobaye : mort de l'animal en quatre jours.

1 nodule dans le péritoine du cobaye : pas de résultat.

Liquide de broyage d'un nodule : le cobaye est mort en trois semaines avec un amaigrissement progressif. Pas de lésions tuberculeuses à l'autopsie.

1 nodule fragmenté sous la peau d'un cobaye : mort en cinq jours, alors qu'un cobaye inoculé avec le liquide céphalo-rachidien du même malade, atteint quelques jours après son érythème de méningite, mourait en cinq semaines, avec de la tuberculose généralisée.

Deux fois elle a inoculé dans le péritoine du cobaye du sang veineux recueilli aseptiquement :

8 centimètres cubes, l'animal meurt en quatre jours.

10 centimètres cubes, pas de tuberculisation.

En résumé, sur ces 6 inoculations, il en est au moins 3 qui n'ont pas de valeur parce que le cobaye est mort trop vite, n'a pas eu le temps de devenir tuberculeux. Deux fois il n'y a pas eu de tuberculisation; une fois l'animal est mort en trois semaines sans lésions macroscopiques, et l'auteur ne dit pas si des recherches microscopiques furent faites.

Il nous semble que les écueils sont multiples, qui s'opposent à la tuberculisation du cobaye. Tout d'abord, le matériel humain employé semble toxique pour le cobaye sain, puisque beaucoup d'animaux meurent rapidement.

Si, d'autre part, on inocule peu de matière pour laisser l'animal survivre quelque temps, on risque de ne pas le tuberculiser; non pas qu'il n'y a pas de bacille de Koch dans la substance injectée, mais parce qu'il n'y est peut-être pas en assez grande quantité. MM. Calmette et Massol ont en effet montré, en se plaçant dans les meilleures conditions possibles (inoculation intraveineuse de culture pure de bacille de Koch de virulence moyenne), qu'il fallait de 30 à 40 bacilles pour tuberculiser le cobaye. Il est probable qu'il en faut bien davantage quand on injecte des bacilles englobés dans des éléments dermiques qui les isolent des tissus du cobaye, ou des bacilles accompagnés d'un sérum plus ou moins doué de propriétés bactéricides qui aident l'animal à se défendre.

En dehors de la constatation du microbe, on a recherché les diverses réactions biologiques de la tuberculose, soit l'action de la tuberculine sur le malade avec ses différents modes, soit l'action du sérum du malade sur le bacille.

La réaction générale à la tuberculine a été cherchée dès le début. Poncet l'a fait avec succès et nous avons même vu que, dans un cas, l'injection de tuberculine avait donné lieu à des phénomènes méningés suivis d'érythème noueux généralisé. Après Poncet, Panichi et d'autres auteurs y ont eu recours. Mais ces tentatives ne persistèrent pas longtemps, car l'on apprit bien vite à se méfier des effets parfois désastreux de l'inoculation sous-cutanée de doses notables de tuberculine.

Seul ou à peu près, Lévy-Frænkel fit l'ophtalmo-réaction qui fut positive 5 fois sur 5.

C'est surtout l'intradermo-réaction qui fut pratiquée à Paris, et c'est elle qui donna naissance à la discussion de 1909 à la Société médicale des Hôpitaux, que nous avons rappelée plus haut.

L'intradermo fut pratiquée par MM. Chauffard et Troisier, par M Marfan, par MM. Barbier et Lian, par MM. Carnot, Widal et Benard, par Mlle Perel, et fut très souvent, presque constamment positive. Sur 10 cas, Mlle Perel obtient 10 succès. C'était un trop beau résultat pour qu'il ne fût pas attaqué violemment et il le fut.

MM. Thibierge et Gastinel prétendirent que les individus atteints d'érythèmes polymorphes ou d'érythèmes noueux réagissaient à n'importe quelle injection par des éléments morphologiquement semblables à l'éruption primitive. C'était enlever toute spécificité à l'intradermo-réaction, au moins en ce qui concerne l'érythème noueux. Immédiatement d'ailleurs, les premiers auteurs apportèrent des résultats tout à fait différents et montrèrent que chez leurs malades des injections d'eau salée, de divers sérums, de toxine typhique n'avaient rien fait, alors que seule la tuberculine avait donné une réaction.

Il semble cependant qu'il y ait quelque chose de vrai dans l'opinion de MM. Thibierge et Gastinel. Mlle Perel, dans sa thèse, cite une observation où, pendant l'éruption, l'intradermo-réaction pratiquée avec la solution habituelle de tuberculine et avec de l'eau, fut positive dans les deux cas, alors que, quelques jours après l'éruption, seule l'injection de tuberculine était active et l'injectien d'eau ne donnait rien.

M. P. Carnot, chez un individu porteur d'un sommet droit suspect et atteint d'érythème noueux localisé aux membres, obtint une intradermo-réaction à la tuberculine typique aux membres et rien à l'abdomen.

MM. Barbier et Lian observent une fillette tuberculeuse pulmonaire chronique, également atteinte d'érythème des membres; ils pratiquent en trois régions, chaque fois trois injections, l'une de tuberculine à un cinq millième, les autres de sérum antidiphtérique et de sérum antiméningococcique. Les trois régions choisies étaient le tiers moyen du bras, le tiers moyen de la cuisse, la fosse iliaque. Les sérums ne donnèrent jamais rien. La tuberculine donna une réaction très nette à la cuisse (où prédominait l'érythème), moins typique au bras, ne donna presque pas de réaction à la fosse iliaque.

Il semble donc que la peau atteinte d'érythème ait plus d'aptitude à réagir que la peau saine.

Toutes les objections dont est passible l'intradermo-réaction sont sans effet vis à vis du séro-diagnostic d'Arloing et P. Courmont. Ce dernier, qui semble aussi inconnu à Paris que le sont les travaux de Poncet, a été employé presque dès le début par le clinicien lyonnais et à la suite par toute l'école lyonnaise : MM. J. Courmont, Savy et Charlet, Mollard, Lyonnet, Lesieur, Job *(in* thèse de Bachelet). Nous verrons plus loin que M. le professeur Pic y a eu recours pour la plupart de ses malades. Non seulement il est très fréquemment positif, mais encore il est positif à un haut degré, comme si l'on avait affaire à des individus déjà à demi immunisés contre le virus tuberculeux ; rarement il n'est positif qu'à un cinquième et négatif au-dessus; le plus souvent c'est à un quinzième, un dix-huitième que le sérum du malade agglutine, non seulement pendant la période érythémateuse, mais encore longtemps après. Il n'est pas sans intérêt de rapprocher cette abondance d'agglutinines chez ces malades avec le fait depuis longtemps constaté par les cliniciens que les tuberculides cutanés s'observent rarement chez les phtisiques avancés et beaucoup plus souvent chez des scrofulo-tuberculeux torpides à lésions viscérales plus ou moins latentes.

D'autre part, au point de vue expérimental M. Gougerot a reproduit sinon l'érythème noueux, au moins des tuberculides expérimentales chez le cobaye d'autant plus facilement que le cobaye avait été rendu plus résistant au préalable par des injections de lécithine ou de doses faibles de tuberculine.

Parmi ces tuberculides, quelques-unes reproduisaient d'assez près la morphologie de l'élément nodulaire de l'érythème, « restant indurées durant toute leur évolution et finissant par se résorber sans laisser de cicatrice ». Mais reproduire la lésion n'est pas reproduire la maladie.

Dans l'érythème noueux, il n'y a certainement pas inoculation directe transcutanée ou intracutanée au point même où se montreront les nodules, et l'éruption plus ou moins abondante, disséminée, imprime à la maladie un caractère que l'on ne reproduit pas chez l'animal.

Beaucoup plus intéressantes sont les observations de Poncet et de Moro chez l'homme. Nous avons déjà cité plusieurs fois celle de Poncet (obs. VIII de la thèse de Pons) dans laquelle une des injections de tuberculine chez un tuberculeux fut suivit d'accidents méningés graves et d'érythème noueux généralisé. Moro (1908) provoqua l'apparition d'un érythème noueux à la jambe à la suite d'une friction avec une pommade à la tuberculine sur la peau du tronc.

Dans ces deux cas, l'origine tuberculeuse ne peut faire de doute, mais, au point de vue pathogénique, ces deux véritables expériences prêtent encore à la discussion. Est-ce la toxine elle-même qui a causé l'éruption ou bien n'a-t-elle fait que mobiliser les bacilles du malade qui ont été se fixer dans le derme? Nous rappellerons, en passant, que ce pouvoir mobilisateur de la tuberculine vis-à-vis des bacilles de l'organisme atteint de tuberculose, admis déjà par Virchow et Orth de par les données anatomo-cliniques, vient d'être démontré expérimentalement par Mme Lydia Rabinovitch, *(Berliner Klin. Woch*, 20 janvier 1913).

Quoiqu'il en soit, la reproduction expérimentale chez l'animal reste à faire.

Il resterait également à faire la preuve de la nature tuberculeuse de l'érythème noueux suivant le vieil adage : *Naturam morborum ostendunt curationes.* Malheureusement, il n'est pas encore de véritable traitement spécifique de la tuberculose. Cependant une tentative dans ce sens a été faite par M. le Professeur Pic.

Il a vu chez une de ses malades une amélioration manifeste, puis une guérison définitive suivre nettement une première, puis une seconde injection de tuberculine B E (émulsion bacillaire de Koch).

La valeur de cette constatation et d'autant plus grande que les données cliniques et sérologiques coïncidaient pour faire admettre une étiologie tuberculeuse et qu'au point de vue thérapeutique le salicylate et le sulfo-salicylate de soude avaient échoué.

Il ne s'ensuit pas d'ailleurs que cet échec des préparations salicylées soit constant dans l'érythème noueux tuberculeux et qu'une action favorable et curatrice doive inversement faire admettre la nature rhumatismale de l'affection.

Dans un certain nombre des observations du professeur Pic, le salicylate à la dose de 3 à 4 grammes *pro die* semble avoir eu une heureuse influence sur la marche de la maladie.

D'autres auteurs ont noté les mêmes résultats : ainsi M. Job (th. Bachelet, p. 37). C'est ce qui a conduit le Professeur Pic, dans l'observation XIV, à essayer l'emploi des hautes doses de salycilate, malgré l'albuminurie assez abondante que présentait la malade à l'entrée. Bien loin de fermer le rein, le salycilate à la dose de 5 grammes *pro die* pendant cinq jours, a fait, dès le troisième jour, disparaître toute trace d'albumine. D'autre part, les douleurs ont été presque nulles et ladurée de l'érythème beaucoup plus courte que d'habitude.

Le salicylate de soude ne peut donc être considéré comme un spécifique du rhumatisme et à hautes doses peut être parfois, s'il ne l'est toujours, un agent médicamenteux précieux contre l'érythème noueux tuberculeux.

CHAPITRE III

OBSERVATIONS

Nous venons de rassembler tous les arguments qui font admettre la nature tuberculeuse de l'érythème noueux. Est-ce à dire que tous les érythèmes noueux aient même origine? Evidemment non, et il y a bien longtemps qu'on les considère comme un syndrome, non comme une affection essentielle. Indépendamment de l'érythème primitif, infectieux et dû à un microbe banal, tel le streptocoque que Orillard et Sabouraud constatèrent au niveau des nodules chez une femme morte de streptococcie, on a signalé ce syndrome au cours ou à la suite du choléra (M. Morel-Lavallée, M. Galliard), des infections puerpérales, de la variole de la vaccine, de la pneumonie, de la grippe, de l'érysipèle (MM. Chantemesse et Sainton; Pertat, th. Paris, 1895), des angines diverses, de la diphtérie, de la blennorragie, de la lèpre, du paludisme (Moncorvo). Peut-être dans ces différentes observations y a-t-il des cas où la nature tuberculeuse ayant échappé à l'observateur, le syndrome a été rapporté à tort à une maladie antécédente qui n'avait fait que favoriser une poussée bacillaire. Mais il est des cas où certainement l'érythème peut être dû à tout autre chose qu'à la tuberculose. C'est ainsi que, dans la fièvre typhoïde, MM. Hutinel et Martin de Gimard, M. Galliard et plus récemment le Professeur Lesieur en ont trouvé des observations assez nombreuses. Le Professeur Lesieur a même montré par l'hémoculture et le séro-diagnostic que l'érythème noueux pouvait être fonction d'une septicémie à bacilles d'Eberth sans dothiénentérie. Dans la rougeole, il faut joindre aux observations de Joynt et de Birch, les cas très biens étudiés par le Professeur Weill et Gardère, qui ont constaté par l'hémoculture la présence de staphylocoque ou de streptocoque dans le sang.

Ils ont d'ailleurs retrouvé le staphylocoque dans le sang d'un enfant qui, en dehors de toute rougeole, présentait une septicémie, accompagnée d'abord d'une éruption nodulaire, puis d'une éruption de petits abcès sans rapport de localisation avec les nodules apparus en premier lieu.

Enfin la syphilis a été incriminée par Mauriac, Finger, Hoffmann et plus récemment par Janson qui ont décrit l'érythème noueux surtout dans la syphilis secondaire. Le Professeur Nicolas, MM. Moutot et Charlet en ont donné une observation qui ne laisse aucun doute sur l'existence d'un tel syndrome d'origine syphilitique.

Il est pour le clinicien d'un intérêt primordial de connaître la fréquence de l'érythème noueux tuberculeux par rapport à l'ensemble des cas, tout autant qu'il est nécessaire de savoir que les pleurésies séro-fibrineuses sont le plus souvent tuberculeuses. L'idéal consisterait à pouvoir présenter la statistique de tout un hôpital ou mieux de l'ensemble des hôpitaux d'une ville, car tel médecin, suivant sa spécialisation, a plus de chances de trouver tel ou tel processus morbide à l'origine des érythèmes qu'il rencontrera. On conçoit toute la difficulté de présenter une telle statistique.

Il nous semble cependant que la statistique, portant sur plusieurs années, d'un service de médecine générale aura le gros avantage de nous faire connaître la nature des cas qui n'ont pas fait manifestement leur preuve et qui, par conséquent, n'ont pas été envoyés dans les services spécialisés (rougeoles, typhiques, maladies vénériennes).

Ces statistiques des services de médecine générale, toutes les fois qu'elles ont été présentées, ont montré la grande fréquence de l'érythème noueux tuberculeux.

Ainsi Mlle Perel, sur 10 cas, trouve 10 fois l'intradermo-réaction positive. A la Société médicale des Hôpitaux de Lyon, en 1911, le Professeur J. Courmont, MM. Savy et Charlet ont six cas sur six rapportés à la tuberculose par la clinique et le laboratoire.

Le Professeur Pic, sur 9 malades, en compte 4 tuberculeux uniquement par la clinique sans que le laboratoire soit intervenu, et 5 à la fois par la clinique et le laboratoire.

Aujourd'hui les observations du Professeur Pic ont augmenté de nombre et c'est d'après elles que nous essaierons de nous faire une opinion :

Observation I

Pseudo-rhumatisme d'origine tuberculeuse avec *érythème noueux.* — Début par une angine d'apparence banale suivie d'une adénite cervicale à rétrocession rapide.

G... Augustine, vingt-deux ans, domestique, entre dans le service du Professeur Pic le 22 mai 1905, pour des douleurs articulaires datant de cinq jours, consécutives à une angine et accompagnées d'une éruption cutanée.

Pas d'antécédents héréditaires ou collatéraux.

Un peu d'anémie dans l'adolescence.

A un enfant de trois ans qu'elle n'a pu nourrir qu'un mois parce qu'elle a eu un abcès du sein.

Jamais de bronchite, jamais de pleurésie, pas de stigmate de bacillose infantile osseuse ni articulaire.

Sujette aux maux de gorge ; nie la syphilis.

L'affection actuelle a commencé par une angine, il y a un mois. Huit jours après, se développèrent des ganglions cervicaux.

Depuis cinq jours, elle souffre de l'épaule gauche ; depuis cette nuit dans le coude et la jambe gauches.

La malade est pâle et d'aspect un peu chétif.

On constate : à la gorge, amygdales un peu saillantes, rouges, lacunaires ; une petite ulcération punctiforme sur la base de la luette, une autre sur la voûte palatine, un peu de gingivite, mais pas d'autre ulcération.

Au cou, deux ganglions du volume d'une amande à l'angle droit de la mâchoire, d'apparition récente.

Sur la jambe gauche, plusieurs nodosités (7 à 8), échelonnées depuis le genou jusqu'à l'extrémité inférieure de la jambe. Elles sont inégales et varient du diamètre d'une pièce de 0 fr. 50 à celui d'une pièce de 5 francs. Couleur rouge violacé. A la palpation, elles donnent l'impression de comprendre le derme. Leurs contours sont polycycliques. Elles ne sont pas douloureuses spontanément ni à la pression.

On retrouve des nodosités semblables sur l'avant-bras droit et sur l'avant-bras gauche.

Il n'y a actuellement aucun épanchement, aucun gonflement articulaire.

Les genoux ne sont plus douloureux.

Seul le coude gauche l'est encore un peu.

Les masses musculaires du cou, surtout le trapèze, sont légèrement douloureuses à la palpation et à l'occasion des mouvements actifs.

Aux poumons, rien à signaler, sauf une légère rétraction du côté droit du thorax.

La pointe du cœur bat dans le Ve espace.

Les bruits sont sourds à la pointe; petit souffle systolique inconstant et sans propagation.

Pas de souffle net dans les vaisseaux du cou.

Pouls irrégulier, rapide, 120.

A l'abdomen, rien à noter, à part la présence d'un abaissement du rein gauche.

Constipation légère.

Température entre 39°4 et 38°6.

Les urines n'ont pu être examinées, la malade ayant ses régles.

24 mai 1905. — L'érythème noueux s'est étendu au membre inférieur droit en même temps qu'il a augmenté à gauche. L'angine et l'adénopathie ont diminué.

Observation II

(N° 1226 de la collection du professeur Pic).

Antécédents bacillaires. — Fièvre puerpérale à vingt-deux ans. — Insuffisance et rétrécissement mitral consécutif. Erythème noueux.

C... Juliette, trente-deux ans, couturière, entre le 16 mars 1907 dans le service du Professeur Pic pour des douleurs articulaires et une éruption d'érythème noueux.

Mère morte de tuberculose pulmonaire à trente-sept ans.

Père mort de néoplasme de la langue.

N'a pas été malade dans son enfance et son adolescence. Cependant était de santé délicate, anémique, souffrant de maux de tête assez fréquents. Ne semble pas avoir eu la syphilis.

Mariée à dix-neuf ans, a deux enfants morts de gastro-entérite et de broncho-pneumonie en bas âge.

A son premier accouchement, elle a fait de l'infection puerpérale ; on la traita par des abcès de fixation de Fochier.

Divorcée, elle se remaria à vingt-six ans et a une fillette âgée actuellement de trois ans, bien portante, et un garçon mort à dix mois de gastro-entérite.

Il y a six ans, elle fut soignée à l'hôpital Saint-Pothin pour de l'anémie ; on lui trouva alors un rétrécissement mitral. Depuis elle s'est bien portée.

Il y a un mois, à la suite de surmenage et d'ennuis, elle s'est sentie fatiguée, fut soignée pour de la grippe. Peu de temps après apparurent des douleurs dans les genoux et les poignets avec gonflement des articulations. A la suite de ces douleurs on constata de l'érythème noueux sur les quatre membres.

Actuellement les douleurs articulaires ont disparu. De l'érythème, il ne reste aux jambes et aux bras que quelques plaques brunâtres, squameuses.

Au cœur, on trouve la pointe dans le Ve espace, un peu en dedans du mamelon, sans frémissement. Souffle systolique se propageant vers l'aisselle, dédoublement du second bruit ; de temps à autre, léger roulement diastolique.

A l'appendice xyphoïde, on perçoit encore le souffle systolique. A la base, souffle diastolique douteux.

Quelques douleurs semblables à des piqûres d'épingle dans la région précordiale.

Aux poumons, submatité dans la fosse sus-épineuse droite.

Rien à noter par ailleurs.

Pas de température,

Observation III

(N° 1603 de la collection du professeur Pic).
Erythème noueux. — Séro-diagnostic tuberculeux positif.

C... Jean, quarante-sept ans, entre à l'hôpital le 19 août 1907 pour des douleurs articulaires.

Pas de bacillose des parents ou des collatéraux.

Bonne santé habituelle. Pas de syphilis.

Ethylisme : 4 litres de bière et 2 apéritifs par jour.

Quatre enfants en bonne santé.

A vingt-sept ans, première poussée de rhumatisme ayant duré huit jours, non généralisée.

A trente-neuf ans, nouvelle poussée, plus torpide et plus longue. Depuis lors, douleurs erratiques de temps à autre.

L'affection actuelle a commencé il y a un mois par une angine très douloureuse suivie, au bout de quinze jours, de fluxions articulaires fugaces, mobiles, variant du jour au lendemain, occupant à peu près toutes les articulations et rendant le malade impotent. Quoique suivant un traitement dès le début, le malade n'a pas vu ces phénomènes s'amender.

A l'entrée, les principales articulations sont douloureuses, un peu tuméfiées, sans rougeur.

L'examen du cœur, des poumons, du tube digestif est négatif.

Le système nerveux n'offre rien d'anormal.

Pas d'hypertrophie thyroïdienne.

Les urines contiennent un gros disque d'albumine.

23 août. — On constate la présence d'une éruption à peu près généralisée. Aux membres inférieurs, cette éruption est constituée par de petites plaques rose pâle ne s'effaçant pas par la pression, presque confluentes en certains endroits, dans d'autres, séparées par des intervalles de peau saine. Eruption semblable, mais moins confluente, sur la peau de l'abdomen et des fesses.

Sur les membres supérieurs, l'éruption est formée par de petites plaques nodulaires, rose très pâle, légèrement surélevées, ayant les caractères à la fois de l'érythème noueux et du purpura.

Le malade raconte qu'il aurait eu des éruptions semblables chez lui, mais elles avaient disparu à l'entrée et n'ont réapparu que depuis deux ou trois jours.

La température, qui était de 39 degrés à l'entrée, s'est abaissée très rapidement, elle est actuellement à 36°4.

Les urines contiennent toujours un gros disque d'albumine. Elles sont claires.

6 septembre. — Séro-réaction d'Arloing et P. Courmont, positive à un 1/5, négative à un 1/10.

Observation IV

(N° 1748 de la collection du professeur Pic).

Erythème noueux d'origine bacillaire. — Séro-diagnostic nettement positif. — Signes de très légère sclérose du sommet droit.

M... Mariette, vingt-deux ans, domestique, entre le 6 février 1908 à l'hôpital pour une éruption d'érythème noueux polymorphe.

Mère morte à quarante-six ans d'un refroidissement.

Père en bonne santé, de même que quatre frères ou sœurs.

N'a jamais été malade. Ne tousse pas. Réglée tardivement (dix-huit ans).

Il y a quinze jours, malaise général, frissonnements, courbature et fièvre. La malade continue cependant à travailler. De petits boutons se montrent sur les jambes, durs et douloureux, les chevilles enflent, la fièvre augmente.

A l'entrée, on trouve aux membres inférieurs une éruption typique d'érythème polymorphe, s'arrêtant symétriquement à un travers de main au-dessus du genou. Elle est formée d'éléments produits par poussées successives.

Les derniers, surtout abondants à la face interne du

genou gauche, mais disséminés au niveau des deux genoux, sont des éléments d'érythème noueux de grosseur variée, durs, enchâssés dans le derme, rouges, douloureux à la pression.

Aux genoux également, existent des éléments plus anciens, larges, réunis les uns aux autres pour former une auréole rouge vif à centre clair où la peau est intacte.

Les genoux sont légèrement douloureux, spontanément et à la pression.

Vers les chevilles, les éléments sont presque effacés et forment de petits placards d'un rouge sombre uniforme.

On ne trouve d'autres éléments éruptifs qu'au niveau des deux avant-bras ; de chaque côté, près du coude, nodule typique d'érythème noueux.

Aux poumons, la sonorité et la respiration sont normales, sauf au sommet droit où l'on note de la submatité, de l'exagération des vibrations et de l'obscurité respiratoire.

Rien à noter par ailleurs, sauf au cœur un premier bruit un peu sourd.

Les urines ne contiennent pas d'albumine.

Température : 38°6.

En une dizaine de jours, sous l'influence de l'aspirine, l'éruption a considérablement diminué. Il n'en reste que quelques vestiges aux membres inférieurs et quelques rougeurs sous forme de placards peu saillants à la face.

27 février. — La malade part guérie de son érythème.

Séro-réaction, le 8 février, positive à 1/5, à 1/10 et à 1/15.

Observation V

(N° 2160 de la collection du professeur Pic).

Premier séjour : mars 1909. — Rhumatisme articulaire subaigu et érythème noueux d'origine bacillaire. — Insuffisance mitrale. — Pleurésie sèche de la base droite.

Deuxième séjour : mai 1909. — Accidents gravido-cardiaques, liés à l'évolution d'une endocardite bacillaire (insuffisance avec rétrécissement probable de l'orifice mitral). — Subasystolie. — Signes douteux de léger épanchement de la base droite.

C... Eugénie, vingt ans, domestique, entre à l'hôpital le 18 mars 1909 pour des douleurs dans les membres.

Pas d'antécédents bacillaires héréditaires ni collatéraux.

Célibataire, réglée à seize ans, régulièrement.

A quatorze ans, pleurésie gauche, non ponctionnée.

Depuis, la malade a toussé tous les hivers.

D'ordinaire, elle ne crachait pas mais, il y a huit jours, a expectoré quelques crachats sanglants.

C'est à ce moment que remonte l'affection actuelle qui s'est manifestée au début par des points douloureux dans le dos et les deux côtés de la poitrine, des frissons et de la toux, accompagnée d'expectoration sanglante. Depuis cinq à six jours, elle éprouve des douleurs dans les membres qui l'ont immobilisée au lit.

L'état général est bon. La malade ne semble pas avoir maigri.

Au niveau des deux jambes et surtout à la partie antéro-externe de la jambe gauche, éruption nodulaire, rouge, douloureuse, spontanément et à la pression.

Cette éruption aurait existé les jours précédents aux membres supérieurs, mais aurait disparu.

Pas d'épanchement ni de douleur articulaire.

Au cœur, souffle systolique d'insuffisance mitrale. Pouls rapide, 88, de tension faible. La malade qui n'était pas essoufflé dans son enfance, présente depuis quelques années de la dyspnée qui interrompt parfois son travail.

On constate aux poumons, en avant des deux côtés : sonorité, vibrations et respiration normales à la base droite, submatité, diminution des vibrations, sans flot ni égophonie, ni pectoriloquie aphone, quelques légers frottements.

An niveau de l'angle interne, conjonctivite phlycténulaire.

Température : 38°4.

Urines sans sucre ni albumine.

26 mars 1909. — Séro-agglutination d'Arloing et P. Courmont, positive à 1/5, 1/10 et 1/15.

La malade part guérie de son érythème le 4 avril 1909.

25 mai de la même année. — Elle revient enceinte de six mois avec de la dyspnée, de l'œdème des jambes et des signes indiquant la probabilité d'un épanchement de la base droite.

Au cœur, on retrouve les signes d'insuffisance mitrale, mais on perçoit en plus un roulement présystolique et un bruit de va-et-vient péricarditique.

Elle est en état de subasystolie.

Elle accouche à la maternité d'un enfant qui ne vit que quelques heures.

28 juin. — Seize jours après son accouchement, on pratique une intradermo-réaction à la tuberculine qui donne une réaction locale faible, mais une réaction générale intense avec élévation de température à 39 degrés.

Observation VI

(N° 2568 de la collection du professeur Pic).

Erythème noueux chez une ancienne rhumatisante. — Insuffisance mitrale avec rétrécissement d'origine endocarditique ancienne. — Poussée péricarditique récente. — Séro-diagnostic positif.

B... Marie, vingt-quatre ans, domestique, entre le 5 mai 1910 pour des douleurs articulaires. Pas d'antécédents héréditaires.

Réglée à douze ans, n'a jamais été malade jusqu'à dix-neuf ans, où elle eut pendant quelques jours un gonflement douloureux des deux articulations tibio-tarsiennes sans éruption, sans phénomènes généraux graves. Elle n'eut à ce moment aucun symptôme d'atteinte cardiaque. Depuis, elle n'eut ni dyspnée, ni palpitation, ni œdème des jambes. L'affection actuelle remonte à huit jours. A cette date, le genou droit devient douloureux, tuméfié, mais sans rougeur apparente. Trois jours après, douleur et gonflement des deuxième et troisième articulations métacarpo-phalangiennes droites. C'est à partir de ce moment qu'est apparue l'éruption caractéristique que présente la malade. Il y a deux jours, nouveaux phénomènes douloureux au niveau du poignet gauche.

A l'entrée, l'état général est bon ; il n'y a pas d'amaigrissement. L'attention est attirée par le poignet gauche que la malade préserve contre les traumatismes. A ce niveau, tuméfaction légère de la région dorsale, mais sans rougeur. La palpation et les mouvements sont très douloureux.

Il persiste un peu de gêne dans les deux doigts de la main droite antérieurement atteints. Au genou, les phénomènes douloureux ont disparu.

On constate en outre une éruption constituée par de larges papules rouge violacé surélevées et localisées aux membres, surtout aux membres supérieurs. La palpation permet de sentir l'induration de l'élément et la participation du derme caractéristique des nodosités de l'érythème noueux.

L'examen des organes autres que le cœur est négatif.

Au cœur, on note un souffle systolique d'insuffisance mitrale, une vibration dure de la mitrale avec ébauche de souffle présystolique et un bruit de va-et-vient péricarditique.

Les urines contiennent un disque moyen d'albumine.

Température : 38°3.

7 mai. — On note une rétrocession des douleurs articulaires sous l'influence du sulfo-salicylate de soude (4, 6, 8 grammes par jour) mais l'éruption est toujours très intense surtout au niveau des bords cubitaux des deux avant-bras où plusieurs plaques arrivent à être coalescentes par leurs bords et à présenter au centre une tendance au soulèvement bulleux de l'épiderme.

17 mai. — Malgré le sulfo-salicylate de soude, la température est restée stationnaire à 38 degrés.

Du 11 au 13, élévation thermique avec angine érythématopultacée. Les douleurs ont reparu et il y a ce matin une nouvelle poussée d'érythème noueux.

Aux poumons, on note en avant et en arrière de la submatité et de l'augmentation des vibrations sans modifications de la respiration :

On soumet alors la malade au salicylate de soude qui n'amène pas d'amélioration évidente. Puis, on le remplace par une injection de deux dixièmes de centimètre cube de la cinquième dilution de la tuberculine BE (émulsion bacillaire de Koch) ; immédiatement après, la température tombe de 38 à 37 degrés en l'espace de cinq jours ; huit jours plus tard, nouvelle injection qui est suivie d'une guérison définitive.

4 mai. — Séro-diagnostic bacillaire franchement positif à 1/5, 1/10, 1/15.

Observation VII

(N° 2631 de la collection du professeur Pic).

Erythème noueux compliqué au niveau du genou de dermite vésiculeuse consécutive à une application de pommade mercurielle.

P..., Louise, vingt-deux ans, domestique, entre à l'hôpital le 24 septembre parce qu'elle souffre du genou.

Pas d'antécédents héréditaires ou collatéraux. N'a jamais été sérieusement malade. Très constipée ; pendant un an, elle ne serait allée à la selle que tous les huit jours. Il y a six mois, elle a fait un séjour à l'hospice de Vienne pour une affection qu'elle qualifie d'entérite.

Se plaint de douleurs gastriques calmées par le bicarbonate de soude. N'a jamais eu d'hématémèses. Célibataire, n'a pas eu d'enfant.

Gonococcie certaine datant d'un mois et demi. A peut-être eu la syphilis ; en tous cas, l'accident primitif est ignoré. A des céphalées fréquentes, quelques maux de gorge, aurait perdu ses cheveux au moment de son entérite.

L'affection actuelle remonte à quelques jours. Il s'est formé sur le genou gauche une plaque rouge qui s'est progressivement étendue, en même temps qu'apparaissait de la fatigue dans la marche.

Un pharmacien consulté fait appliquer une pommade mercurielle.

A l'entrée, bon état général. Rien à constater aux viscères, sauf un intestin rempli de matières dures.

Le genou gauche ressemble de loin à un genou d'arthrite suppurée. Il est globuleux et extrêmement rouge. Mais à la palpation, on constate que l'empâtement est superficiel et que sur ce fondrouge se détachent de nombreuses petites vésicules purulentes traduisant l'infection du derme.

Les mouvements de l'article ne sont pas douloureux. Hydarthrose assez abondante.

Du côté droit, hydarthrose légère. Plaque rouge rénitente sur la rotule.

Quelques placards rouges sur les jambes.

Ganglions inguinaux roulant sous le doigt.

Adénopathie cervicale, mais rien à la nuque.

Pas trace d'éruption cutanée autre que celle qui a été décrite.

Température : 38 degrés.

Urines contenant un léger disque d'albumine.

Sous l'influence de pansements humides, la dermite vésiculeuse et purulente régresse peu à peu, en même temps qu'apparaissent à la partie interne des genoux et des tibias des nodosités intradermiques, recouvertes d'une plaque érythémateuse qui sont certainement de l'érythème noueux.

28 septembre. — Séro-agglutination tuberculeuse positive à 1/5, 1/10, 1/15.

Observation VIII

(N° 3113 de la collection du professeur Pic).

Rhumatisme subaigu. — Erythème noueux.

G... Jeanne, quarante-cinq ans, ménagère, entre à l'hôpital, le 27 février 1911, pour des douleurs articulaires.

Pas d'antécédents familiaux bacillaires.

Pas de maladies d'enfance.

Réglée à quatorze ans. A dix-huit ans, a un enfant actuellement vivant. A la suite de cette grossesse, elle souffre des membres inférieurs et a de la difficulté à marcher pendant un mois.

La maladie actuelle remonte à cinq ans. A cette époque, la malade se mit à souffrir de son genou gauche, puis du genou droit, sans fièvre ni état général. Ces douleurs n'empêchaient pas toute vie active. Elles devenaient plus fortes à certains moments pour disparaître ensuite pendant de longs intervalles et permettre à la malade d'exercer son métier de marchande ambulante.

Il y a huit jours, les douleurs ont envahi l'épaule droite, les genoux sont devenus plus douloureux et la malade dut entrer à l'hôpital.

A l'entrée, on constate que l'épaule est douloureuse spontanément et à l'occasion des mouvements ; ni rougeur, ni chaleur, ni craquements.

Au niveau des deux genoux pas de choc rotulien ; quelques craquements fins. Sur la face interne de chacun des deux genoux, petite plaque d'érythème rouge violacé, en saillie, dure et des dimensions d'une pièce de 1 franc.

Ces plaques sont indolores et non prurigineuses.

Examen somatique négatif, notamment rien au cœur.

Pas de température.

L'aspirine fait disparaître rapidement les douleurs et au bout de dix jours la malade part guérie.

Observation IX

(No 2922 de la collection du professeur Pic).

Erythème noueux.

G... Adolphe, quarante-six ans, entre, le 1er août 1911, à l'hôpital, pour des douleurs et de l'érythème des jambes.

Père mort d'accident. Mère vivante, hémiplégique.

A sept ans, deux fractures aux membres inférieurs, parfaitement guéries. A dix-sept ans, alors qu'il était au Lycée Saint-Louis, fièvre typhoïde.

Réformé au Conseil de revision pour acuité visuelle insuffisante. Pas de maladies vénériennes. Se marie à trente-trois ans, a deux enfants bien portants.

A trente-neuf ans, sciatique gauche qui dure un mois et demi et guérit définitivement.

A quarante et un ans, plaies contuses accidentelles aux jambes, surtout à gauche: on en voit encore les cicatrices.

A la suite survint une phlébite double, au cours de laquelle il y eut deux embolies pulmonaires, dont l'une très grave. Cette poussée phlébitique guérit en six mois. Une seconde phlébite double survint quatre mois après la guérison de la première. Elle dura neuf mois et s'accompagna encore de deux embolies. Quelque temps après, apparition d'ulcères variqueux provoqués par un traumatisme. Ils sont à peine cicatrisés à l'entrée.

Enfin, l'hiver dernier, le malade fut soigné pour une bronchite à Londres.

Depuis, il a conservé une susceptibilité spéciale de l'appareil respiratoire. Tousse facilement, expectoration assez abondante.

N'a cependant pas maigri; l'état général est bon.

Le début de l'affection actuelle remonte à trois semaines. Des douleurs apparurent d'abord à la cheville droite, qui devint rouge. Ces douleurs étaient très vives, exaspérées au moindre mouvement et empêchaient le sommeil. Progressivement se développa de l'œdème des malléoles. La rougeur s'étend à toute la jambe. Mêmes phénomènes au niveau de l'annulaire de la main droite, ayant débuté par de la douleur et de la rougeur avec œdème.

Le malade entre alors à l'hôpital.

On constate une rougeur diffuse de la face interne de la jambe remontant jusqu'au tiers supérieur de la jambe et enveloppant presque entièrement le membre. Cette rougeur repose sur un œdème peu intense et pour ainsi dire superficiel.

Il existe des plaques rouges plus saillantes séparées nettement des tissus voisins et donnant à la palpation la sensation de nodosités dermiques.

Les mouvements de l'articulation tibio-tarsienne sont relativement libres.

A la main, mêmes phénomènes.

Aux poumons, rien à noter à gauche ; mais, au sommet droit, il existe de la submatité avec inspiration rude et saccadée, sans râles.

Les bruits cardiaques sont normaux, sans souffle ni frottement.

Rien à noter par ailleurs.

Pas d'albumine.

Pas de fièvre.

4 août. — La rougeur a bien diminué. On ne voit plus que quelques macules séparées les unes des autres et non douloureuses. A la main, également, diminution des phénomènes de rougeur et de douleur.

Les douleurs persistent jusque vers le 24 août.

28 août. — Elles ont disparu. Entre temps, le malade a eu un léger malaise avec nausées, dyspnée, sueurs dont la cause est restée inconnue.

Le malade part les premiers jours de septembre ayant engraissé de 1 kilogramme.

Observation X

(N° 2964 de la collection du professeur Pic).

Rhumatisme avec érythème. — Rien au cœur. — Goitre. — Prognathisme. — Légers troubles de la voix.
Séro-diagnostic bacillaire positif.

D... Antoinette, quarante ans, journalière, entre le 2 août 1911 à l'hôpital, pour des douleurs articulaires.

Pas d'antécédents familiaux. Bonne santé dans l'enfance. Réglée à quatorze ans, assez irrégulièrement. Non mariée. Deux enfants bien portants, pas de fausse couche.

A dix-sept ans, apparut le goitre que la malade porte actuellement. Il n'aurait pas grossi depuis. Jusqu'à maintenant, a toujours été en bonne santé.

L'affection actuelle a débuté il y a quelques jours par des douleurs et de l'œdème au niveau des doigts et des jambes. Au début les douleurs ont été très vives au point d'empêcher tout mouvement.

Elles étaient beaucoup plus marquées du côté droit à la naissance des métatarsiens et aux orteils. La malade n'a pas remarqué qu'elle ait de l'angine.

A l'entrée, les douleurs et l'œdème se sont un peu amendés.

Il existe cependant encore un peu de rougeur au niveau de la main gauche et de l'œdème du dos de la main et du dos du pied.

La pression des orteils est très douloureuse.

Les grandes articulations sont intactes, non douloureuses.

En outre des phénomènes articulaires, la malade présente un goitre du volume d'une mandarine, un prognathisme très marqué et un aspect hébété très spécial.

Au cœur, rien d'anormal. Pouls : 80.

Aux poumons, respiration soufflante au sommet droit, sans craquements ni râles.

Les urines ne contiennent pas d'albumine.

Température : 38°5.

8 août 1914. — On note une diminution considérable de la rougeur et de l'œdème des membres inférieurs. Sur la face dorsale du pied droit, et au niveau du deuxième orteil, persiste cependant une zone tuméfiée et rose.

A la main gauche, persistance de l'œdème.

Au niveau de l'avant-bras droit, à la partie inféro-externe, juste au-dessus du poignet on note une tuméfaction paraissant profonde, adhérente à l'os, peu douloureuse quand la malade fait des mouvements du poignet et au niveau de laquelle la peau est légèrement rosée.

Rien au cœur.

Aux poumons, respiration toujours soufflante au sommet droit sans râles après la toux.

La voix est monotone, nasonnée. La température a baissé à 37°7.

10 août. — L'état des articulations est le même, mais à la face externe de la jambe droite ont apparu des plaques rosées, étendues confluentes, formant une ligne rouge allant du genou à la malléole interne. A ce niveau la pression est un peu douloureuse.

Persistance de la plaque rosée sur la face dorsale du pied droit. Toujours gros œdème de la main gauche, douloureux, avec teinte rosée par endroits. Persistance de la tuméfaction périostique du bras droit.

L'examen radioscopique, pratiquè le 17 août, montre au niveau de la tuméfaction de l'avant-bras droit que le périoste est un peu épaissi. Cœur un peu gros. Aorte un peu volumineuse.

5 septembre. — Sous l'influence du salicylate de soude et de l'iodothyrine, les douleurs ont à peu près disparu. Un peu de gonflement au niveau des extrémités inférieures du radius et des deux côtés.

28 septembre. — La malade part à l'asile des convalescentes. Depuis plusieurs jours il n'y a plus de douleurs. Plus

trace d'érythème. Il ne persiste qu'un peu de diminution dans la force du membre supérieur gauche.

Le traitement a consisté en salicylate de soude (6 grammes par jour des 3 au 20 août, 2 grammes du 21 août au 20 septembre) et en iodothyrine (15 puis 45 centigrammes par jour).

La séro-agglutination pratiquée le 23 août a paru positive à 1/5, 1/10, 1/15 malgré un léger laquage du sang.

Observation XI

(N° 2993 de la collection du professeur Pic).

Scoliose. — Torticolis congénital. — Induration légère du sommet droit. — Erythème noueux.

P... Isabelle, seize ans, entre à l'hôpital le 19 octobre 1911, pour des douleurs rhumatoïdes localisées aux jambes et aux avant-bras et accompagnées d'érythème noueux.

Parents bien portants, une sœur morte d'affection indéterminée, une autre à neuf mois de broncho-pneumonie. Cinq frères et sœurs en bonne santé,

Rougeole à quatorze ans, n'a pas eu d'autre maladie d'enfance. Réglée à quatorze ans, toujours régulièrement.

Présente un torticolis congénital très accusé qui incline la tête sur l'épaule gauche et s'accompagne d'asymétrie faciale très nette ; n'a jamais eu de rhumatisme.

Il y a quinze jours, à la suite d'un refroidissement, la malade eut des douleurs intéressant les articulations et s'accompagnant de plaques indurées de la largeur d'une pièce de 1 franc, enchâssées dans le derme, de coloration d'abord rouge, puis violacée, ecchymatique. Elles siégeaient sur les jambes et à la face d'extension des membres supérieurs. Ne paraît pas avoir eu de température à cette occasion.

A l'entrée, jeune fille pâle, maigre, de petite taille, dont le torticolis et l'asymétrie faciale frappent au premier abord.

A la face antérieure de la jambe droite, sur la crète tibiale on voit encore quelques taches violacées, indurées, un peu douloureuses à la pression. Au niveau du coude gauche une plaque analogue de coloration rouge.

Actuellement, les deux articulations sont encore un peu douloureuses au cours des mouvements, mais ne présentent ni craquement, ni épanchement, ni fluxion articulaire.

Le thorax est très étroit. On ne voit rien au cœur.

Aux poumons, induration légère du sommet droit.

Urines : pas d'albumine.

Température normale.

Au bout de quinze jours, la malade est guérie de son érythème.

Un mois plus tard, elle rentre à l'hôpital avec des craquements secs très nets au sommet droit.

La séro-réaction n'a pas été faite.

Observation XII

Premier séjour. — Erythème polymorphe localisé aux membres supérieurs, au thorax et à la face chez un ouvrier travaillant dans les féculeries. — Séro-diagnostic tuberculeux positif.

Deuxième séjour. — Empoisonnement accidentel par l'acide chlorhydrique fumant. — Brûlure de l'estomac. — Récidive de l'érythème. — Gastro-entéro-anastomose avec excellent résultat.

B... Joseph, cinquante et un ans, ouvrier dans une féculerie, entre à l'hôpital, le 14 avril 1913, pour une éruption localisée principalement aux membres supérieurs.

Pas d'antécédents familiaux. A eu une pleurésie gauche non ponctionnée, il y a dix-huit ans, qui le rendit malade cinq mois. A eu la fièvre jaune au Sénégal, la fièvre intermittente au Tonkin. Celle-ci aurait disparu définitivement à la suite d'ingestion d'une macération de feuilles de houx dans du vin blanc. Nie la syphilis. Ancien éthylique et absinthique.

Il y a trois ans, resta deux mois au lit pour des douleurs au niveau du poignet, du coude, de l'épaule et de la hanche gauches avec tuméfaction des articulations. Il n'y eut pas d'éruption, pas de fièvre. En trois ans, trois nouvelles atteintes n'ayant pas nécessité l'interruption du travail et se localisant électivement à la main gauche.

Depuis sept mois il travaille dans une féculerie, maniant l'acide chlorhydrique, la dextrine, la gommeline ; souvent au cours de son travail il reçoit des projections pulvérulentes, surtout sur les bras ; parfois il plonge les avant-bras jusqu'au coude dans la farine.

Depuis un mois nouvelles douleurs articulaires subaiguës dans la main gauche, le poignet gauche, la hanche gauche, sans gonflement articulaire ; quelques éléments boutonneux légèrement rouges aux mains.

En deux jours la tuméfaction et l'éruption se manifestèrent et à l'entrée on constata les phénomènes suivants :

Sous l'influence de l'œdème, les mains ont pris la forme en battoir. La mobilisation de la plupart des articulations phalango-phalanginiennes est douloureuse. Il n'y a pas d'abcès, malgré la présence sur le dos de la main droite d'une petite plaie recouverte d'une croûte.

Les éléments éruptifs papuleux, plus ou moins déprimés en leur centre, isolés ou réunis en plaques, en amas, sont presque uniquement localisés aux avant-bras (face de pronation et de supination) et aux tiers inférieurs des bras. Quelques-uns sur le cou, la moitié droite du front, la région antérieure du thorax (régions exposées aux projections de fécule). On n'en constate pas du tout sur les membres inférieurs.

Rien à noter aux poumons.

Pointe du cœur dans le Ve espace. Bruits normaux, rapides (100).

Pas d'albumine.

Température autour de 38 degrés.

21 avril 1913. — Eruption qui est allée en augmentant

jusqu'au 19 et qui au moment de son maximum d'acuité a consisté en une série de placards rouge vif ou lie de vin, arrondis ou allongés, disparaissant par la pression du doigt, reposant sur une base indurée.

Certains sont surmontés de vésicules ou de bulles.

La localisation est toujours la même : membres supérieurs, face antérieure du thorax, cou et face.

Conjonctivite légère.

Tous ces éléments sont en voie de rétrocession.

En somme, on a affaire à un érythème polymorphe de Hebra, dont la localisation élective semble avoir été commandée par la profession du malade, qui expose ses bras. sa poitrine et sa face à des éclaboussures amylacées mélangées à de l'acide chlorhydrique.

Le séro-diagnostic tuberculeux est positif à 1/5, 1/10, douteux à 1/15.

14 mai 1913. — La température est actuellement normale ; les éléments éruptifs ont pris une teinte moins vive, se sont affaissés, et à leur niveau les téguments ont été le siège d'une desquamation abondante, scarlatiniforme.

Il ne reste plus actuellement qu'une pigmentation lie de vin marquant la place de l'érythème.

Un examen pulmonaire très attentif ne montre rien qui permette d'affirmer une localisation tuberculeuse à ce niveau.

Deuxième séjour, 28 octobre 1913. — Le malade revient à la suite de l'ingestion accidentelle d'acide chlorhydrique fumant. Il accuse des douleurs vives au pharynx et à l'épigastre, vomit de temps en temps. Dès le lendemain de l'entrée les vomissements ont diminué et les douleurs ont disparu. Mais sur le dos de la main et sur le dos des doigts sont apparues des plaques rouges, légèrement surélevées, avec œdème induré des tissus sous-jacents.

Elles déterminent une légère sensation de brûlure et le malade dit qu'elles sont absolument semblables à celles qu'il avait au début de l'année.

Le séro-diagnostic tuberculeux est positif à 1/5, 1/10, 1/18.

Peu à peu s'installent des signes de sténose pylorique et le malade passe dans le service du Dr Tixier ; on lui fait une gastro-entéro-anastomose et un mois après la guérison est complète; il part à l'asile des convalescents de Longchêne.

Observation XIII

Erythème noueux. — Induration du sommet droit.
Séro-diagnostic tuberculeux positif.

C... Marie-Joséphine, trente-huit ans, infirmière, entre le 28 octobre 1913 dans le service du Professeur Pic pour des douleurs dans les articulations tibio-tarsiennes et du genou du côté gauche.

Pas d'antécédents familiaux.

N'a jamais été malade, sauf un peu d'anémie au moment de la puberté.

Il y a quinze jours, douleurs dans la jambe gauche, qui n'empêchent pas le malade de continuer son travail. Il y a cinq jours, au milieu de la nuit, douleur vive et brusque dans l'articulation tibio-tarsienne gauche qui empêche tout mouvement. Puis les douleurs gagnent le genou gauche et les coudes des deux côtés.

A l'entrée, le teint est très coloré, l'état général bon; la température atteint 38°5.

On aperçoit, disséminés par petits paquets sur les membres inférieurs et supérieurs, sur la nuque, de petites élevures rouges à contours cycliques, faisant un léger relief au-dessus de la peau et caractéristiques de l'érythème noueux.

L'articulation tibio-tarsienne gauche est douloureuse, la peau des deux côtés est rouge, chaude, la région nettement tuméfiée.

Le genou du même côté est un peu augmenté de volume et douloureux. Il n'y a pas de choc rotulien.

Pointe du cœur dans le IVe sur la ligne mamelonnaire. Premier bruit un peu prolongé.

Aux poumons, submatité du sommet droit en arrière, avec exagération des vibrations et légère obscurité du murmure vésiculaire.

L'appétit est conservé. Légère diarrhée. Pas d'albumine dans les urines.

Le séro tuberculeux est positif à 1/5, 1/10, douteux à 1/18.

La malade est soumise à la diète lactée et au salicylate de soude (4 grammes par jour).

En trois jours, la température tombe; les douleurs articulaires persistent encore.

En huit jours, la malade est guérie.

Observation XIV

R..., Marie, quarante-trois ans, ménagère, entre dans le service du professeur Pic le 22 janvier 1914, parce que depuis trois jours elle tousse et a de la fièvre.

Pas d'antécédents familiaux.

N'a jamais été malade jusqu'à l'affection actuelle. Jamais de rhumatisme.

Cinq enfants bien portants; une fausse couche accidentelle il y a douze ans, suivie d'une légère phlébite.

17 janvier. — La malade prend froid en lavant son linge; dans la nuit, elle a des frissons avec claquement de dents et un point de côté violent. Le lendemain, sueurs abondantes. Léger degré de délire. Dans la journée du 19, l'état s'améliore, le point de côté diminue, le délire cesse; un médecin appelé fait le diagnostic de congestion pulmonaire et envoie la malade à l'hôpital. A son entrée, celle-ci ne se plaint que d'une douleur en demi-ceinture du côté droit.

Aux poumons, submatité du sommet droit avec légère augmentation des vibrations : quelques râles crépitants discrets disséminés à la base droite et dans la fosse sous-épineuse.

Cœur normal.

La langue est blanche, élargie, l'amygdale droite est congestionnée, et très hypertrophiée. La gauche l'est beaucoup moins. La malade interrogée déclare que cette hypertrophie, légèrement douloureuse, remonte à environ deux mois. Le foie n'est pas gros. La rate n'est pas sentie. Le ventre est souple, non douloureux. Il y a quelques gargouillements dans la fosse iliaque droite.

En examinant les membres, on constate une éruption formée d'éléments rouges, arrondis, dont les dimensions varient d'une tête d'épingle à une pièce de 5 francs. Elles sont semées de petits grains plus saillants de la grosseur d'un grain d'avoine. Ces plaques font saillie sur la peau et on sent en les palpant qu'elles font partie d'un nodule dermique.

Elles occupent les membres inférieurs de la cheville à la hanche, les membres supérieurs du poignet au coude. Elles prédominent à la face d'extension des membres.

On en trouve une au niveau du manubrium sternal, deux sur le cou et une sur la face un peu au-dessous de l'angle externe de l'œil droit.

Il n'y a pas d'œdème des membres.

Légère douleur au niveau du genou droit qui n'est pas actuellement manifestement gonflé.

Disque moyen d'albumine dans les urines.

Température : 39 degrés le soir, 38 degrés le matin.

26 janvier. — La malade est très améliorée, la température était de 37°5 hier au soir. L'amygdale droite est toujours un peu grosse, la voix un peu éteinte. Les plaques ont considérablement pâli, se sont affaissées. Les urines qui donnaient le 23 janvier un disque moyen d'albumine, le 24 janvier un léger disque, n'en contiennent plus depuis le 25 janvier.

27 janvier, la température tombe au-desous de 37 degrés.

Il semble que cette amélioration très rapide, y compris la disparition de l'albumine dans les urines, soit due au salicylate de soude qui fut donné dès l'entrée à la dose de 5 grammes *pro die* et maintenu cinq jours à cette dose, puis six jours à 3 grammes.

La malade n'a pas accusé de troubles d'intoxication salicylée autres que de légers bourdonnements d'oreille.

4 février. — La malade part guérie. On lui a fait une ablation de l'amygdale droite qui sera inoculée au cobaye et examinée histologiquement.

21 janvier 1913. — Séro-diagnostic tuberculeux positif 1/5, 1/10, 1/15.

Observation XV

Erythème noueux tuberculeux.

Mlle X..., lingère, dix-huit ans.

Père et mère bien portants. Deux frères en bonne santé.

Infectée peu après sa naissance par une nourrice tuberculeuse. Dans son enfance, a eu plusieurs poussées de bronchite suspecte avec amaigrissement.

A douze ans, ostéite astragalienne diagnostiquée par Poncet et au sujet de laquelle on agita la question de l'astragalectomie. Mais la guérison fut obtenue par des bains de soleil à l'altitude, aidés d'une série d'injections rectales de sérum de Marmorek.

En octobre 1913, apparition brusque, à la suite de surmenage, sur les membres inférieurs et sur les membres supérieurs, d'une série d'éléments éruptifs rouges, enchâssés dans le derme : papules d'érythème noueux typique.

Quelques douleurs articulaires, pas de taches purpuriques.

Température initiale 39°8.

Repos au lit, diète lactée, potion avec 3 grammes de salicylate de soude. Sous l'influence de cette médication, les douleurs s'atténuent, mais les éléments éruptifs durent quinze jours, au cours desquels ils s'effacent graduellement.

Trois semaines après, il ne persiste plus, au niveau des jambes et des avant-bras, que trois ou quatre éléments indurés avec pigmentation de la peau.

La guérison est complète au bout d'un mois.

Pas d'albuminurie, bien qu'il y ait eu antérieurement des poussées d'albuminurie orthostatique.

Il n'y a pas eu d'examen du sang, mais encore actuellement (février 1914), l'examen des poumons indique nettement une induration du sommet droit.

Par conséquent, de par la clinique, la nature tuberculeuse de cet érythème peut être affirmée.

Sur ces 15 observations, nous laisserons de côté les 2 premières et la huitième. Dans ces trois cas, si la tuberculose est rendue très probable par les antécédents ou les signes cliniques, elle ne peut être affirmée d'une façon absolue. Remarquons toutefois que les arthralgies subaiguës ou chroniques notées dans l'observation VIII ressemblent de bien près au rhumatisme tuberculeux de Poncet. Chez les 12 autres malades, le plus souvent le séro-diagnostic tuberculeux a été positif et même très positif, venant parfois démontrer une bacillose qui n'a pas encore de signes cliniques aux poumons.

Dans les cas où le séro-diagnostic n'a pu être fait, la tuberculose est indiscutablement établie par la clinique et l'évolution.

Parmi les observatious accompagnées d'un séro-diagnostic, l'observation III (n° 1603) ne comporte qu'un séro positif à 1/5 et il n'existe pas de signes pulmonaires. Nous l'admettrons cependant dans ce groupe, d'abord parce qu'une agglutination à 1/5 a une valeur positive et aussi parce qu'il y avait depuis longtemps des accidents rhumatoïdes chroniques du type Poncet.

Toutes les autres observations comportent une agglutination élevée. Elle se joint à des signes pulmonaires, Observation IV (n° 1748) sclérose du sommet droit, obscurité, submatité, exagération des vibrations, séro positif à 1/5, à 1/10, à 1/15; Observation V (n° 2160) pleurésie ancienne, cardiopathie mitrale, séro positif à 1/5, à 1/10, à 1/15.

Observation XIII (induration du sommet droit, agglutination positive à 1/5, à 1/10; douteuse à 1/18).

Observation XIV (induration du sommet droit, accidents peut-être méningés précédant l'éruption, agglutination positive à 1/5, 1/10, 1/15.

Ou bien on ne note rien aux poumons et le sérodiagnostic vient rèvéler la nature tuberculeuse des observations :

VI (n° 2568) (insuffisance et rétrécissement mitral, poussée péricarditique, action favorable de la tuberculine B E, agglutination positive à 1/5, 1/10, 1/5); VII (n° 2631) (érythème noueux sans cause apparente, compliqué de dermite d'origine mercurielle externe, agglutination à 1/5, 1/10, 1/15); X (n° 2964) (érythème noueux sans cause apparente, séro positif à 1/5, 1/10, 1/15 ; XII (n° 3441) (passé pathologique chargé : éthylisme, fièvre jaune, paludisme, rhumatisme Poncet, rien aux poumons. Erythème noueux récidivant localisé peut-être par une irritation professionnelle [fécule et acide chlorhydrique] séro-diagnostic positif à un premier séjour à 1/5 et 1/10, douteux à 1/15; à un second séjour, positif à 1/5, 1/10, 1/18).

Dans trois cas seulement le séro-diagnostic n'a pas été fait, mais la discussion ne paraît pas possible. Dans l'observation IX (n° 2922), le malade d'apparence faible, pâle, a eu des bronchites multiples, tousse tous les hivers et présente une induration manifeste du sommet droit. L'observation XI (n° 2993) est encore plus probante : il s'agit d'une jeune fille de seize ans, pâle, maigre, scoliotique, avec un torticolis congénital, un thorax étroit ; à son entrée, elle ne présente qu'une induration du sommet droit, en même temps qu'un érythème noueux typique. Un mois plus tard, les lésions pulmonaires ont évolué et le poumon droit se ramollit. Dans l'observation XV les manifestations osseuses antérieures, les lésions pulmonaires actuelles attestent sans aucun doute la nature bacillaire de l'érythème.

Ainsi donc, l'érythème noueux d'origine tuberculeuse est très fréquent puisque sur 15 cas observés en neuf ans, on peut trouver 3 cas très probablement bacillaires et 12 cas sûrement bacillaires. Et non seulement, il faut savoir diagnostiquer la nature tuberculeuse de l'érythème noueux quand ce dernier survient chez un phtisique, mais encore et surtout, il faut savoir qu'en dehors de toute lésion manifeste bacillaire, l'érythème noueux tuberculeux est très fréquent.

Il est si fréquent même que lorsque rien n'indiquera d'une façon évidente qu'une éruption nodulaire est due à la syphilis, à la rougeole ou à une infection typhique, il conviendra d'en faire *a priori* un érythème tuberculeux, ainsi qu'il est classique pour la pleurésie depuis les travaux de M. Landouzy.

Nous ne pouvons que nous associer pleinement aux conclusions de notre maître, M. le Professeur Pic : « En clinique, tout érythème noueux survenant en apparence spontanément est tuberculeux, au même titre qu'une pleurésie, par exemple, survenant dans les mêmes conditions. »

CONCLUSIONS

I. — Avant Poncet, d'assez nombreux auteurs ont publié des observations d'érythème noueux survenant chez des tuberculeux ou suivi de manifestations tuberculeuses, mais aucun n'avait admis la nature tuberculeuse de l'érythème.

Poncet, de 1902 à 1905, a, dans ses leçons, dans ses écrits, affirmé et prouvé cette nature tuberculeuse par la clinique, l'anatomie pathologique et les réactions de laboratoire dont il disposait (tuberculine et sérodiagnostic d'Arloing et P. Courmont).

Après Poncet, on a complété cette démonstration.

II. — La nature tuberculeuse de l'érythème noueux est prouvée actuellement par la clinique, l'anatomie pathologique, par la constatation directe au microscope du bacille de Koch dans le nodule érythémateux par les inoculations à l'animal, par le séro-diagnostic d'Arloing et P. Courmont.

III. — Des causes autres que la tuberculose peuvent

parfois produire le syndrome érythème noueux ; mais, en clinique, tout érythème noueux qui ne fait pas sa preuve doit être *a priori* considéré comme tuberculeux, au même titre qu'une pleurésie survenant dans les mêmes conditions.

BIBLIOGRAPHIE

ALAMARTINE, l'Erythème noueux d'origine tuberculeuse *(Gaz. des hôp.*, 18 juin 1912).

AYCARD, *Erythèmes polymorphes d'origine éberthienne avec ou sans dothiénentérie* (thèse de Lyon, 1911-1912).

BACHELET, *Contribution à l'étude étiologique des érythèmes polymorphes* (thèse de Lyon, 1912-1913).

BARBIER et LIAN, Erythème noueux et intradermo-réaction à la tuberculine *(Soc. méd. des hôp. de Paris*, 7 mai 1909).

BESNIER, Pathogénie des érythèmes *(Annales de Dermatologie et de Syphiligraphie*, 1890, p. 1).

BODIN, Erythème *(Pratique dermatologique de Besnier, Brocq, Jacquet*, t. II, p. 504-540).

BRIAN, Untersuchungen über die Aetiologie des Erythema nodosum *(Archiv für klinische Medizin*, 1911, Bd 104, p. 272).

CHAUFFARD et TROISIER, Erythème noueux expérimental par injection intradermique de tuberculine *(Bulletins et Mémoires de la Soc. méd. des hôp. de Paris*, 15 janvier 1909).

— A propos des injections intradermiques de toxines dans l'érythème noueux *(Soc. méd. des hôp. de Paris*, 30 avril 1909).

CLAVELIN, *Recherches hématologiques dans les érythèmes polymorphes* (thèse de Lyon, 1912-1913).

COMBY, Erythèmes infectieux idiopathiques *(Traité des Maladies de l'Enfance*, 2e éd., 1905, t. IV, p. 759).

COURMONT, SAVY et CHARLET, Six cas d'érythème noueux : discussion de leur nature tuberculeuse *(Lyon médical*, 31 décembre 1911).

Craig, Erythema nodosum *(The British medical Journal,* 20 mai 1911).

Crosse, *Sur la pathogénie de l'érythème noueux* (thèse de Montpellier, 1907-1908).

Dor et Leriche, Tuberculose et érythème noueux *(Lyon médical,* 14 décembre 1913, p. 1040).

Duhring, The symptoms and nature of Erythema multiforme *(Journal of the American medical Association,* 16 avril 1898).

During, Beitrag zur Lehre von den Polymorphen Erythemen *(Archiv für Dermatologie und Syphilis,* 1896, Bd 35).

Ehrmann, Toxische und infektiose Erytheme chemischen und microbiotischen Ursprungs *(Handbuch der Hautkrankheiten,* Wien, 1902).

Franceschi, Observazioni cliniche e experimentali sulla etiologia e patogenesi delle eritema nodosa *(Giornale ital. delle mal. veneree,* 1909).

Galliard, Contribution à l'étude des érythèmes infectieux *(Soc. méd. des hôp. de Paris,* 26 octobre 1894).

Gaucher, Sémiologie de la peau *(Traité de Pathologie générale de Bouchard,* t. VI, p. 117).

Gaucher, Gougerot et Guggenheim, Erythème polymorphe et purpura d'origine tuberculeuse *(Soc. de Dermat. et de Syph.,* 2 mars 1911).

Gaucher et Nathan, Erythème polymorphe et tuberculose *(Soc. franç. de Dermat.,* janvier 1908).

Gougerot et Laroche, Etiologie et pathogénie des tuberculides cutanées. Les tuberculides expérimentales *(Gaz. des hôp.,* 1912, nos 11 et 14, p. 141 et 185).

Gueit, Erythème noueux et syphilis *(Gaz. des hôp.,* 6 juin 1912).

Haushalter, Contribution à l'étude de l'érythème polymorphe *(Annales de Dermat. et de Syph.,* 1887, p. 686).

Hildebrandt, Zur Aetiologie des Erythema nodosum *(Münchener medizinische Wochenschrift,* 12 février 1907).

Hillairet et Gaucher, *Traité théorique et pratique des maladies de la peau,* t. I, p. 243.

Hoffmann, Ueber Aetiologie und Pathogenese des Erythema

nodosum (*Medizinische Wochenschrift*, 15 décembre 1904).

HUTINEL, Notes sur quelques érythèmes infectieux (*Arch. gén. de médecine*, 1892).

— Erythèmes avec syndrome malin dans les maladies infectieuses (*Presse médicale*, 13 mars 1912).

JANSON, Ueber Erythema nodosum bei Lues secundaria (*Dermatologische Zeitschrift*, 1911, Bd XVIII, p. 1053).

JOYNT, Erythème noueux après la rougeole (*British Medical Journal*, avril 1911).

KAPOSI, *Pathologie et traitement des maladies de la peau.* Traduction et annotations par Besnier et Doyon, 2e éd., 191, t. I, p. 355.

KUHN, Ueber Erythema nodosum (*Archiv für Kinderheilk.*, 1903, p. 195).

LAIGNEL-LAVASTINE, A propos de l'érythème noueux expérimental par intradermo-réaction à la tuberculine (*Soc. méd. des hôp. de Paris*, 22 janvier 1909).

LANDOUZY, Erythèmes noueux, polymorphes, bacillaires (*Assoc. franç. pour l'Avanc. des Sciences*, Reims, 1907, p. 337).

LANDOUZY, Erythème noueux et septicémie à bacille de Koch (*Presse médicale*, 19 novembre 1913, n° 94, p. 941).

LANDOUZY et LAEDERICH, Phtisie septicémique subaiguë, avec déterminations pulmonaires, pleurales, cutanées (érythème noueux), périostées, articulaires, endocardiaques et péricardiaques (*Bull. de l'Acad. de Médec.*, 28 juillet 1908).

LANNOIS, l'Erythème noueux peut-il être contagieux ? (*Arch. de Dermat. et de Syph.*, 1892, p. 585).

LEREBOULLET et FAURE-BEAULIEU, l'Erythème noueux (*Paris médical*, 17 décembre 1910).

LESIEUR et MARCHAND, Erythèmes polymorphes éberthiens sans dothiénentérie (*Province médicale*, 20 janvier 1912).

LÉVY, *Contribution à l'étude de l'érythème noueux* (thèse de Paris, 1884-85).

LUZZATO, Sull' Eritema acuto polimorfo (*Archivio italiano di clinica medica*, 1889, p. 439).

LYONNET et MARTIN, Erythème polymorphe et tuberculose (*Soc. méd. des hôp. de Lyon*, 29 février 1912).

MALLEIN, *l'Erythème noueux* (thèse de Paris, 1909-1910).

MARFAN, Erythème noueux et tuberculose *(Presse médicale,* 26 juin 1909).

MONPIN, Notes sur un cas d'érythème noueux ; remarques sur sa pathogénie *(Normandie médicale,* 1910, p. 44-47).

MORO (d'Heidelberg), Erythème noueux et tuberculose *(Münchener Medizinische Wochenschrift,* t. LX, n° 21, 27 mai 1913, p. 1142-1143).

MUSSY, Erythèmes infectieux et toxiques symptomatiques *(Traité des Maladies de l'enfance,* 2e éd., t. IV, p. 752).

NICOLAS, MOUTOT, CHARLET, Erythème polymorphe syphilitique *(Lyon médical,* 4 février 1912).

ORILLARD et SABOURAUD, Erythème noueux au cours d'une septicémie à streptocoques *(Médecine moderne,* 8 février 1893).

PANICHI, Contributo allo studio dell' Eritema exsudativo multiforme *(Giornale italiano delle malattie veneree e della pelle,* 1903, p. 179).

PEREL, *les Rapports de l'érythème noueux avec la tuberculose. Essai pathogénique* (thèse de Paris, 1909-1910).

PERRIN, Déterminations cutanées de la blennorragie *(Arch. de Dermat. et de Syph.,* 1890, pp. 773 et 859).

PHILIPPSON, Contributo allo studio dell' Eritema nodoso *(Giornale italiano delle malattie veneree e della pelle,* 1895, p. 384).

PIC, Erythème noueux et tuberculose *(Lyon médical,* 31 décembre 1911).

POLLAK, Erythema nodosum und tuberkulose *(Wiener klinische Wochensrift,* 8 août 1912, p. 1223-1225).

PONCET et LERICHE, *la Tuberculose inflammatoire,* Paris-Doin, 1912.

— La tuberculose inflammatoire de la peau *(Lyon médical,* 4 février 1912).

PONS (J.), *Erythème noueux d'origine tuberculeuse* (thèse de Lyon, 1905-1906).

ROBIN, le Traitement de l'érythème noueux *(Journ. des Praticiens,* 1910).

ROUSSEAU, *Etude sur la nature de l'érythème noueux* (thèse de Bordeaux, 1901-1902).

SACHS, Beziehungen zwischen dem Erythema exsudativum multiforme und den Erkrankungen innerer Organen (*Arch. f. Derm. und Syph.*, 1909).

SACQUÉPÉE et LOISELEUR, Infections sanguines au cours des érythèmes infectieux primitifs ; érythèmes streptococcique, entérococcique, tétragénique (*Soc. méd. des hôp. de Paris*, 9 mars 1906).

SÉZARY, Erythème noueux et méningite tuberculeuse (*Gaz. des hôp.*, 1912, p. 125).

SHEFFIELD NEAVE, Etiology of Erythema nodosum (*The British medical Journal*, 20 avril 1912).

SIMON et LEGRAIN, Contribution à l'étude de l'érythème infectieux (*Annales de Dermat. et de Syph.*, 1888, p. 697).

TALAMON, Des complications broncho-pulmonaires de l'érythème noueux (*Progrès médical*, 1883).

THIBIERGE, les Erythèmes (*Traité de Médecine de Bouchard et Brissaud*, 2e éd., t. III).

THIBIERGE et GASTINEL, Reproduction expérimentale de certaines dermatoses de la série des érythèmes par l'injection intradermique de tuberculine et de divers sérums (*Soc. méd. des hôp. de Paris*, 30 avril 1909).

TROUSSEAU, Erythème noueux ; érythème papuleux (*Clinique médicale de l'Hôtel-Dieu*, t. I, p. 219-229).

UFFELMANN, Ueber die ominose Form des Erythema nodosum (*Deutsch. Archiv für klinische Medizin*, 1876, p. 313).

WEILL et GARDÈRE, A propos de la pathogénie des érythèmes infectieux (*Soc. méd. des hôp. de Lyon*, 11 février 1913 ; *Lyon médical*, 23 février 1913, p. 412).

ZIELER, *Munch med. Woch.*, 11 août 1908.

— Ueber « toxische Tuberkulosen » der Haut. (*Verhandl. d. Deutsch. pathol. Gesell.*, 1908).

— *Archiv f. Dermat.*, Bd CII, h. 1, p. 257.

TABLE DES MATIÈRES

Lyon. — Imprimerie A. Rey, 4, rue Gentil. 67090

www.ingramcontent.com/pod-product-compliance
Ingram Content Group UK Ltd.
Pitfield, Milton Keynes, MK11 3LW, UK
UKHW021008200726
13857UKWH00004B/1339

9 782012 87233